歯科医院で使う手話読本

やってみよう!
手話で簡単コミュニケーション

編集:公益財団法人 ライオン歯科衛生研究所
監修:歯学博士 藤田雄三
　　　手話通訳士 谷　千春

一般財団法人 口腔保健協会

序にかえて

　いろいろな障害を持っておられる方々が自治体や企業での保健事業を利用するとき、あるいはご自身の病気などで医院を訪れる際、うまくコミュニケーションがとれないことが多いと思いますが、その原因の多くは保健医療担当者側にあるのではないでしょうか。

　(公財) ライオン歯科衛生研究所は事業のひとつとして、企業を訪問し歯科健康診断や保健指導を実施しており、この手話の本はその活動の中から生まれたものです。企業では身体障害者を一定の率で雇用するよう定められており、ライオンが訪問する企業での歯科保健活動にも聴覚障害のある方々がしばしば参加されます。その際正確な診断とそれに引き続く的確な保健指導がよりよい結果をもたらすわけで、その手段のひとつとして手話は欠かすことのできないツールです。

　それを認識した幾人かの歯科衛生士が、忙しい日常業務の合間を縫って大変な努力のもとに手話をマスターしました。また保健指導の補助教材も開発し相手企業から高い評価を得てきました。これらの成果を産業衛生学会で発表し学問の場での評価も問うたところです。さらに手話によるコーラスコンクールで並みいる強豪を退け、見事優勝したという喜ばしいおまけまでついたそうです。このような成果には各人の努力もさることながら、ライオン歯科衛生研究所首脳陣の暖かい援助があったことも見逃せません。

　さて、監修をしていただいた谷先生によれば、聴覚障害を持っている人は身体障害者手帳を持っている人が35万人、片耳の失聴や難聴者を含めると600万人とのこと、20人に一人が何らかの聴覚障害があることになります。つまり一日の診療で一人はそのような方々に出会うわけです。それにしては、私たちはこのことにいかに無頓着だったかと反省させられるところです。

　言語には言葉や手話として表現される言語とともに、発せられないけれども表現される言語もあります。病気ではなく病人を診る立場のものはそのことにも意を注いで、すばらしい医療人に成長したいものです。

　歯科保健・医療のための手話マニュアルの出版は優れた公益的な仕事であり、それが公益法人であるライオン歯科衛生研究所によって上梓されたのは非常に意義深いことで、すでに数千部発行されていることがその何よりの証明です。また(一財)口腔保健協会には出版の労を取っていただき継続的に増刷して社会貢献をされたことに、あわせて敬意を表します。

　聴覚障害者と接する機会のある歯科医師、歯科衛生士の皆さんが、よりよい保健医療を提供するきっかけとして本書がお役に立てば望外の喜びです。

2014年3月

　　　　　　　　　　　　　　　　　　　　　　　　　　　　　　　藤田　雄三

推薦のことば

　我が国が世界最速で超高齢社会に突入したことは、高齢者の増加を意味するだけではなく、疾病構造の変化をも意味しています。それは、一言でいうならば、急性伝染病に象徴される急性期の疾患から、生活習慣病と言われる慢性期の疾患に移行してきたということでしょう。

　この変化は、治療の在り方を変えるだけでなく、医師・歯科医師と患者の在り方をも変えることとなりました。それを言葉として象徴的に表現するなら「ベッドでひたすら医師の助けを待つ患者」から「自らの疾患を抱えながら社会で生きる患者」ということになると思います。

　そしてここから、患者が自らの治療方法を自ら選ぶ「自己決定権」という新たな事態が医療や歯科医療の現場で生まれました。つまり過去において当然とされた、医師が患者に命令する「パターナリズム」から医療は脱却しなければならないということです。

　もちろん、このような状況の変化にあっても、医療を行う主体としての責任者は、医師・歯科医師であり、また、歯科衛生士はその良き補助者であることは言うまでもありません。われわれは、そのことを踏まえつつ、医療が医師・歯科医師・スタッフと患者との共同作業であると考えるべきだと思います。

　そうであるなら、われわれと患者とのコミュニケーションが、医療の現場において最も大切な手段となります。それは通常音声による意思の交換が主となりますが、聴覚においてハンディーを持つ人々においては、手話が大切な手段となります。

　その意味で、本誌を企画された（公財）ライオン歯科衛生研究所に深甚なる敬意を表すと共に、そのような人々への歯科医療の提供が円滑に行われるための一助となることを期待しております。

　歯科衛生士が言葉に深い思いを込められているように、手話にも皆さんの思いがこめられることを心から願い、推薦の言葉といたします。

2014年3月

公益社団法人 日本歯科医師会会長　　大久保　満男

目　次

序にかえて
推薦のことば

手話について……………………………………………………………………1

コミュニケーション……………………………………………………………4
   1.　おはようございます……………………………………………………4
   2.　こんにちは………………………………………………………………4
   3.　こんばんは………………………………………………………………4
   4.　わかりました……………………………………………………………5
   5.　わかりません……………………………………………………………5
   6.　お待たせ致しました……………………………………………………5
   7.　手話と筆談どちらがいいですか？……………………………………6
   8.　よろしくお願いします…………………………………………………6
   9.　お疲れ様でした…………………………………………………………7
  10.　お大事に…………………………………………………………………7

口腔内観察と指導………………………………………………………………8
   1.　気になることは何ですか？……………………………………………8
   2.　"痛み"があるのはどこですか？………………………………………8
   3.　"グラグラする歯"はどこですか？……………………………………9
   4.　冷たいものと熱いものどちらがしみますか？………………………10
   5.　甘いものを食べたときしみますか？…………………………………10
   6.　お口の中を先生に診てもらいましょう？……………………………11
   7.　鏡を見てください………………………………………………………11
   8.　むし歯がありましたので治療が必要です……………………………12
   9.　むし歯はありません……………………………………………………12
  10.　歯肉の検査をします……………………………………………………13
  11.　歯肉が腫れています……………………………………………………13
  12.　歯肉は健康な状態です…………………………………………………14
  13.　白くて軟らかい汚れは細菌の塊です…………………………………14
  14.　歯垢はむし歯・歯周病の原因になります……………………………15
  15.　歯石は硬いので歯ブラシで取ることはできません…………………16

16. 歯石をお取りします	16
17. 入れ歯を作りましょう	17
18. エックス線を撮ります	17

ブラッシング指導 …… 18

1. 汚れを赤く染め出します …… 18
2. いつもの方法で磨いてください …… 18
3. 力が強すぎます …… 19
4. 歯肉が傷つきます …… 20
5. 歯と歯肉の境目に汚れが残ります …… 20
6. 小さくやさしく磨いてください …… 21
7. 上手に磨いています …… 21
8. 一日に何回磨いていますか？ …… 21
9. 就寝前の歯磨きは大切です …… 22
10. 食後に歯を磨いてください …… 22
11. どのくらい（時間）磨いていますか？ …… 23
12. 3分以上磨きましょう …… 23

窓口 …… 24

1. 今日の支払いは2千円です …… 24
2. 薬を出しますので痛い時に飲んでください …… 24
3. 次回の予約はいつにしますか？ …… 25
4. 都合が悪くなったら連絡をください …… 26
5. 年に一度は定期検診を受けましょう …… 27

歯科で使われる単語集 …… 28

歯科衛生士／歯科医師／歯科医院／患者 …… 28
歯周病／むし歯／口臭／痛み／しみる／動揺歯／歯磨き／薬 …… 29

指文字（50音・数字）…… 30

歯科衛生士として

<付録>　筆談チャート

手話について

手話の学習を始める前に

　本書を手にしたあなたは手話に興味を持っていたり、また現在、聴覚障害者の患者さんを担当していて、すぐにでも手話の実技を始めたいと思っていることでしょう。

　でも、ちょっと待ってください。プールに飛び込む前に準備運動が必要なように、手話の学習を始める前に少し耳の聞こえない人のことや手話について知っていてほしいことがいくつかあります。実際にあなたの手を動かし始める前に、ほんの少しだけ私といっしょに考えてみてください。

5％の人が聴覚に障害を持っている

　厚生省の統計によると、全国には約35万人の聴覚障害者がいます。しかしこの数字は医師の診断を受け、身体障害者手帳の交付を受けた成人の総数です。さらに子どもや、加齢により耳が遠くなった人、障害者手帳の申請をしていない人、片耳あるいは軽度の難聴者など何らかの形で聴覚に障害のある人を加えると全国で300万人とも600万人ともいわれています。仮に600万人とすると、日本人の人口の5％の人たちが聞こえないまたは聞こえにくい状態にいるということになります。

　今後ますます少子高齢化社会に向かっていく中、そのような人たちの存在を無視しては、教育も医療も介護もそして社会のすべての活動を円滑に進めていくことは不可能ではないでしょうか？

「耳が聞こえない＝手話」ではない

　手話が少しでもできるようになると、次にはそれを使いたくなりますね。そんな時に耳の聞こえない患者さんと出会ったら…さぁ待ってましたとばかりに手話で「こんにちは」「今日はどうしました？」と話し掛けてしまう場合があります。でもちょっと待ってください。わたしたちの顔が一人ひとり違うように、聴覚に障害を持った人の聞こえの状態もまちまちです。生まれつきまったく聞こえない人、途中から聞こえなくなった人、補聴器をつければだいたいわかる人…。またその人の環境によってコミュニケーションの方法も一人ひとり違ってきます。

　「聞こえない」と聞いてすぐに「手話」と決め付けないでください。

　まずは相手の聞こえない状態と、どのようなコミュニケーション手段を望んでいるのか、それを尋ねることから始めてみましょう。

一度マスクをおろしてスマイル！

　私の妻は障害者手帳6級の難聴者です。また聴覚障害者の友人も多くいます。皆さんといろいろと話をしていると「医者はどうも苦手だ。」「特に歯科医院は行きたくない。」という話を聞きます。もちろん病気にならない方が良いに決まっていますし、「歯医者が好き」という人は一般でもあまり聞いたことがありません。

　ただ、私の妻のような軽度の難聴者の場合は人と話すときは半分を補聴器から入ってくる音で、もう半分を相手の唇の動きと表情から読み取っています。そうなると普段マスクをつけている歯医者さんは唇の動きがまったく見えませんし、エックス線などで補聴器もはずすとなると、もう相手の話はほとんど理解できない状態になるのです。そうなれば不安な気持ちはどんどん増幅されていくことでしょう。

　普段手話で会話をしていて唇を見ることのない人たちにとっても顔の表情は、相手を理解するためには大切なものです。聴覚障害者は声（会話）によって相手を判断できない訳ですから、相手の表情からその人の性格や今の感情まで読み取ることになります。

　マスクをして顔の見えない人を「信頼して」「治療を任せて」ということの方が無理があるのではないでしょうか？　相手が聴覚障害者だとわかったら、一度マスクを下におろして、笑顔でその患者さんにゆっくりと話しかけてみてください。

　受診の際の不安な気持ちを和らげ、信頼関係を築く第一歩になることでしょう。

手話について

「うなずき＝わかったこと」ではない

　さらに聴覚に障害を持った人の多くに、「相手の話がよくわからなくてもついうなずいてしまう傾向」があるといわれています。わからなくて聞き返して相手に不快な思いをさせるより、わかったふりをしてその場を切り抜けることは人間関係を円滑にするために身についた習性かもしれません。
　ですから、相手がうんうんとうなずいている時ほど注意が必要かも知れません。
　<u>特に重要なことは再度筆談で確認を取ることをお勧めします。</u>
　また二重否定やえん曲な表現はわかりにくく誤解のもとになります、できるだけ簡潔に直接的な表現で書くようにしてください。難しい表現を避けようとすべてカナで書く人がいますが、これも伝わりません。できるだけ漢字混じりの文章で書くようにしてください。聴覚に障害を持った人たちは普段新聞や本などから視覚で情報を得ていますので、漢字の意味は理解していても、その読み方がわからない（耳で聞いたことがない）ので表音文字であるカナはかえってわかりにくいのです。
　一度伝えたら別の方法で再度確認する、それくらいの慎重さが必要だと思います。

コミュニケーション方法とその留意点

　では、実際のコミュニケーション方法について考えてみましょう。これらはどれかひとつを使うというわけではありません。場面に応じていくつかの方法をうまく組合せて、相手に確実に伝えることを心がけてください。

①手話
　日本語をただ手の動きに置き換えたものではなく、独自の文法構造を持っています。
　速く、そして感情を伝えるのには最も適した方法です。
　＜注意点＞
　●右利きの人は右手で、左利きの人は左手で表現して構いません。
　　（右手と左手で表すことによって意味が変わるということはありません。）
　●必ずしもすべての聴覚障害者が手話を知っているわけではありません。
　●手話は国によって違います。
　　（世界共通ではありません。）
　　また、地域や年代、個人によっても表現が異なる場合があります。

②筆談
　紙などに文字を書いて伝えるもので、一般的に多く使われます。
　また、後まで残るので記録としても使えます。
　＜注意点＞
　●文章力、読解力のある人とない人がいます。
　●文章は簡潔にわかりやすく、短いものにする。
　●もし相手の文章がわかりにくい時には、助詞をはずして読むのもひとつの方法です。
　　（手話には助詞を直接表す方法はないので、助詞を間違って使う場合もあります。）

③読話
　相手の唇の動きを見て、話の内容を理解する方法です。
　＜注意点＞
　●自分の後ろに太陽やライトがあると、逆光になりまぶしくて読み取れません。
　　カーテンを引く、座る位置を代えるなど工夫をしてください。

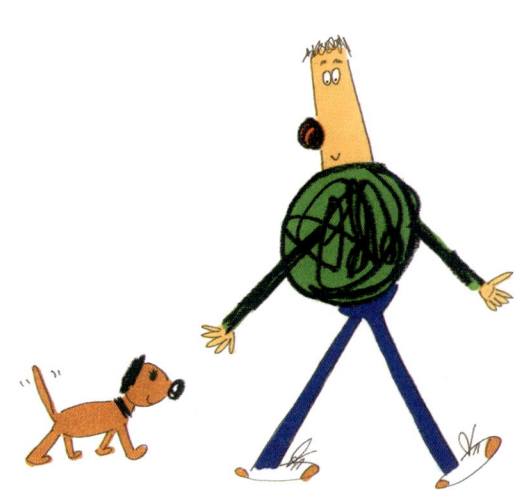

- ●「1（いち）」「2（に）」「7（しち）」などは唇の動きはほとんど同じです。
  そのような場合は、同時に指でも数を示すなど工夫してください。
④補聴器
　音を大きくする機械です。しかし、聞きたい声だけでなく周囲の雑音まで大きく聞こえてしまいます。
　＜注意点＞
- ●補聴器が音を大きくしているので、さらに大きな声を出すとかえって聞きにくい。
  補聴器をしている側から、ゆっくりと文を区切るように話しかけてください。
⑤その他
- ●表情や身ぶりもおおいに活用しましょう。
- ●空中にゆっくりと文字を書く「空書（くうしょ）」という方法もあります。
- ●顎模型やレントゲン写真、チャートの媒体を積極的に使いましょう。
- ●痛いときには「グーを握る」痛くなければ「パーを開く」など、あらかじめサインを決めておくのもひとつの方法です。

 ## さぁ実践です

　耳の聞こえない人たちのことやコミュニケーションについておわかりいただけたら、いよいよ実践に入りましょう。本書で紹介している表現は、ライオン歯科衛生研究所の皆さんが聴覚障害者の方に歯科保健指導を行うなかで作り上げられたものです。
　皆様には自信をもってこの手話を覚え、実際に使っていただきたいと思います。
　例えば、水泳に関する本を100冊読んでも、実際に水の中で泳がなければ泳ぎをマスターすることはできませんね。手話も間違えたり、たどたどしくても聞こえない人たちと会話をしていくなかで少しずつ身についていくものだと思います。
　初めて、聞こえない患者さんと出会う場面があっても、
「もう少し上手になってから…」
「こんなに下手だったらかえって相手に失礼では…」
　と尻込みをしてしまう人が多いようです。でもそんなふうに思っていたら、いつまでたっても手話で話をすることはできません。相手も緊張と不安で歯科医院の扉を開いてきているのですから、みなさんもそれに応えてください。
　「こんにちは」と「お大事に」その二言だけでも結構です。他はすべて筆談だったとしても皆さんの気持ちは、きっと聞こえない人たちの心に届くことでしょう。

 ## さらに確実なコミュニケーションのために

　前にも述べましたように、手話には地域差や年代差、個人差が多くあります。皆さんのお住まいの地域の手話が本書の手話と違っている場合は、ぜひその地域の皆さんが使っている手話を優先的に覚えてください。また手話は動きのあるものですから、平面的な写真だけではなかなか覚えにくいものです。皆さんの地域で開催されている手話講習会やサークルに入会されて、より確実に身につけていってほしいと思います。
　そして、将来は手話の公的資格である「手話通訳士」試験にもチャレンジしてみてください。現在手話通訳士は全国に約1,000人、目標は4,000人ですからまだまだその数は不足しています。
　聴覚障害者の中には、ろう学校の職業教育で「歯科技工士」の資格を取り就労している人も多くいます。地域によっては歯科の専門用語の手話を研究したり、本を発行しているグループもあります。今後そのような団体ともぜひ連携を取っていってほしいと思います。
　皆さんのちょっとしたはたらきかけや心遣いで、聴覚に障害を持った人たちの歯科医療は大きく変わってくることでしょう。

手話通訳士　谷　千春

コミュニケーション

① おはようございます

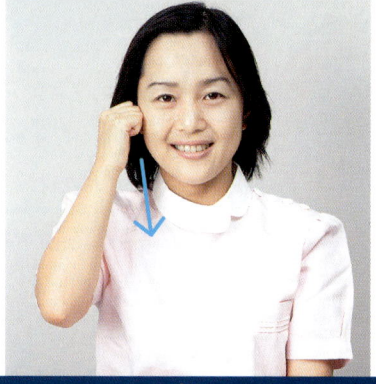

朝

右手のこぶしをこめかみ（顔の横）にあて、真下に降ろす

> 枕から頭を起こすしぐさ

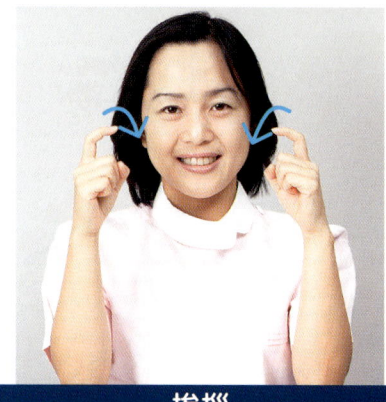

挨拶

両手の人差し指をたてて向かい合わせ、同時に折り曲げる

> 人と人とが向き合って挨拶する様子

② こんにちは

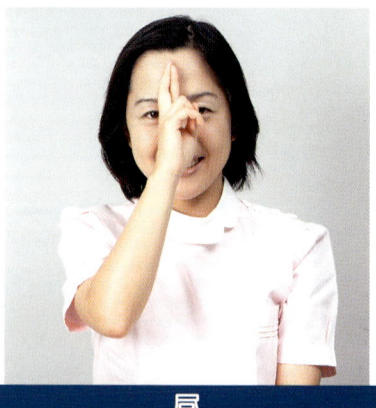

昼

右手の人差し指と中指をひたいにあてる

> 時計の針が12時にある様子

挨拶

③ こんばんは

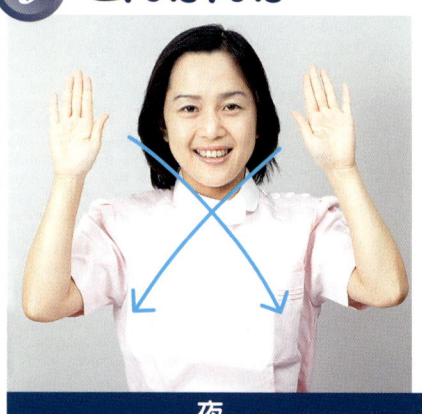

夜

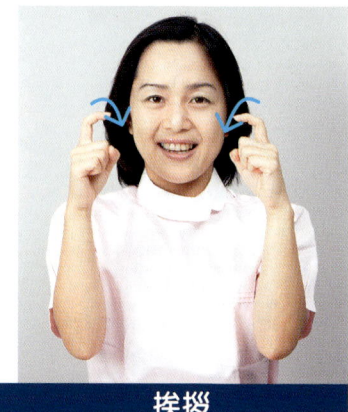

挨拶

両方の手のひらを前へ向け、肩の位置から目の前を通り中央で交差させる

> 目の前が夜になって暗くなる様子

POINT

表情も表現のうち！

手話は表情がとても大切です。
下手でも間違えても大丈夫。
素敵な笑顔で挨拶から始めましょう！

④ わかりました

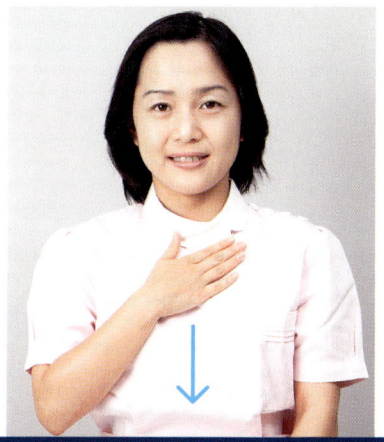

わかりました

右手を胸にあて、そこからまっすぐ下へ降ろす

物事を飲みこむ様子。納得・理解するの意

⑤ わかりません

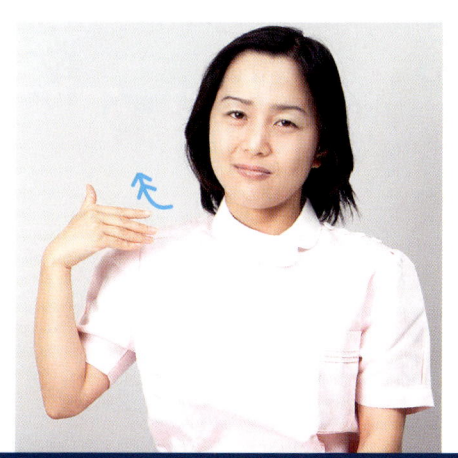

わかりません

右手で右肩を軽く払いのける感じ

⑥ お待たせ致しました

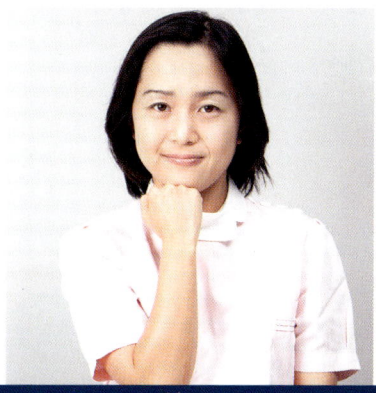 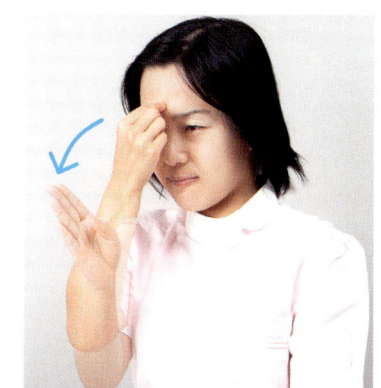

待つ

右手のこぶしを顎の下にあてる

首を長くして待っている様子

すみません

右手の人指し指と親指で眉間をつまむ感じ

眉間にしわを寄せる様子

コミュニケーション

⑦ 手話と筆談どちらがいいですか？

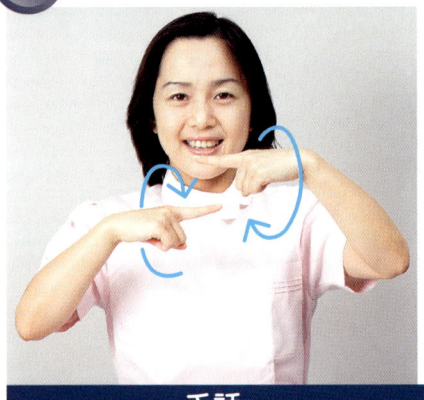

手話

両手の人差し指を横にして、手前から外側に向かって回す

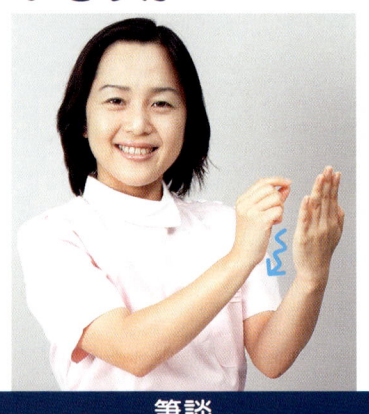

筆談

左の手のひらを上に向け、そこに右手で何かを書く様子

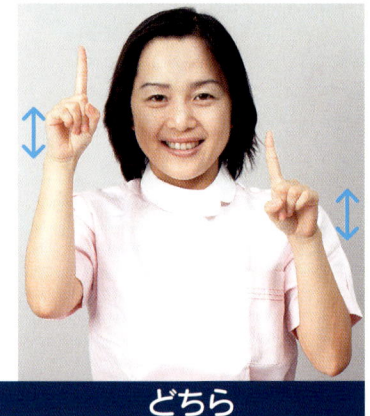

どちら

両手人差し指を上に立て、互い違いに上下する

二つの物を並べて、どちらが良いか選択する様子

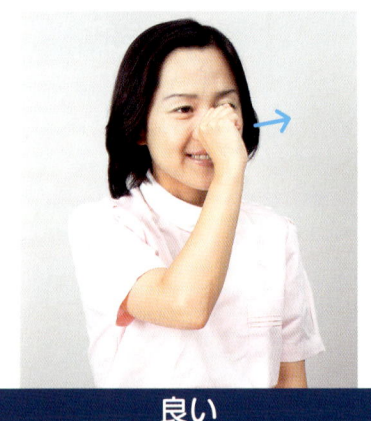

良い　　　　　　　　　　　**か？**

右手のこぶしを、鼻の前からまっすぐに前へ動かす

鼻が高い様子

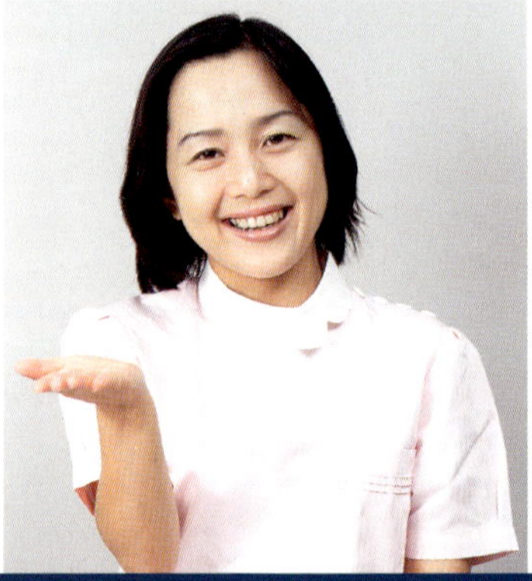

⑧ よろしくお願いします

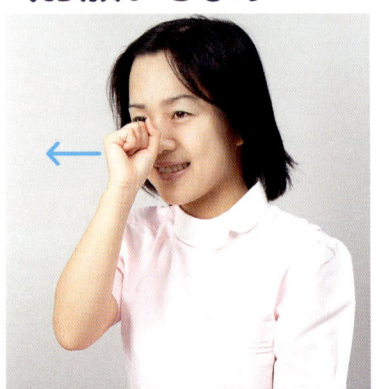
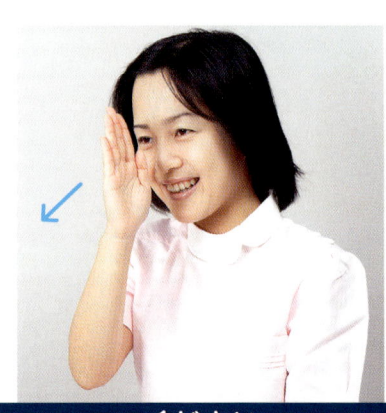

良い　　　　　　　　　　　**ください**

右手指先をまっすぐ上に向け、そのまま前へ倒す

⑨ お疲れ様でした

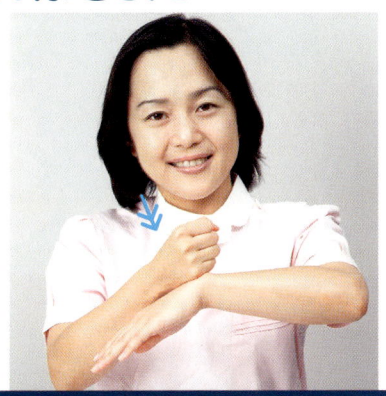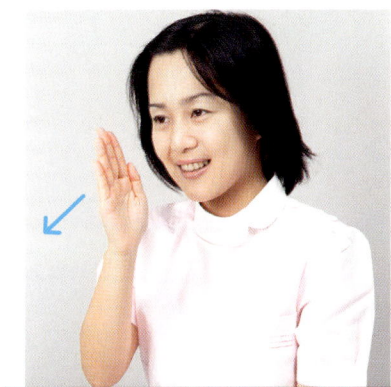

お疲れ様でした

右手のこぶしで左腕を2回程たたく

労をねぎらい、肩をたたいている様子

⑩ お大事に

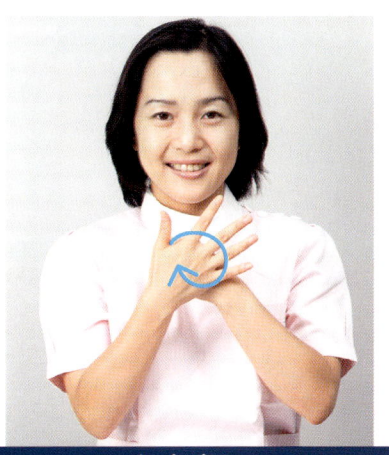

お大事に

軽く握った左手の甲を、右手で弧を描くようになでる

傷跡をやさしくなでる感じ

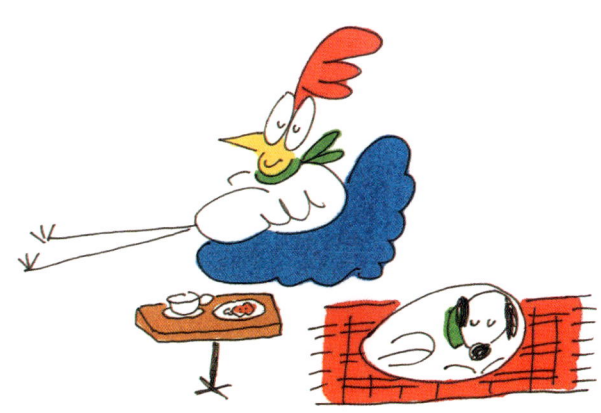

口腔内観察と指導

1 気になることは何ですか?

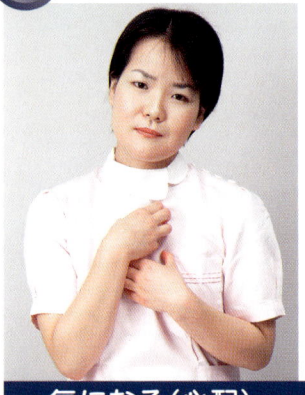
気になる(心配)

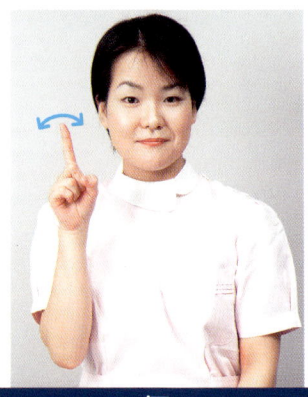
何

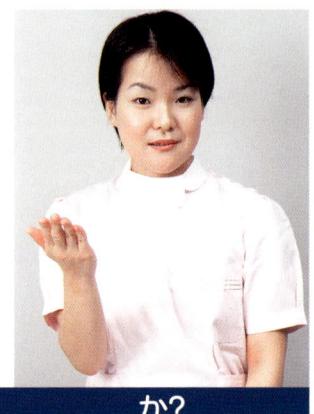
か?

両手の指を軽く曲げ、胸の中央で上下に重ねておく。心配そうな表情で

不安で落ち着かない様子

右手の人差し指を上に向け、軽く横に振る

2 "痛み"があるのはどこですか?

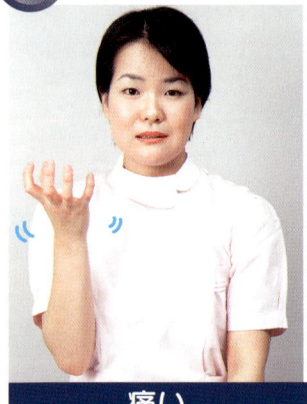
痛い

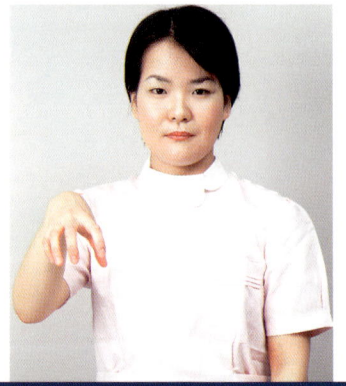

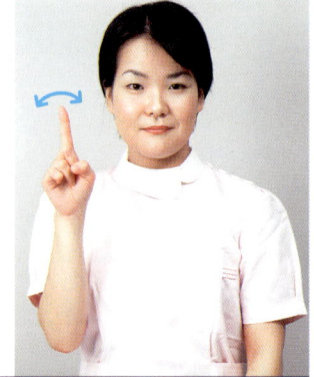
どこ(場所＋何)

右手の指を軽く曲げて上に向け、少し振る

左手の指を軽く曲げて下へ向ける

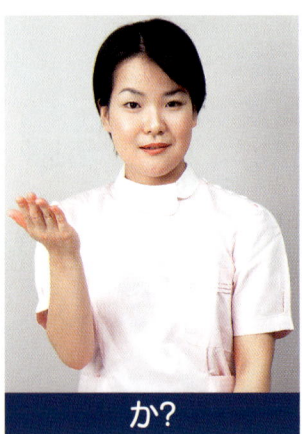
か?

POINT

内容をきちんと相手に理解してもらうためには?

人によって治療方法や治療部位が違うため、手話だけでは相手のろうあ者に通じない場合があります。
返事があいまいな場合や、理解されるのが難しい場合はそのままにせず、筆談や身ぶり、口話等もつけ相手の理解度に合わせたコミュニケーション方法をとりましょう。

③ "グラグラする歯"はどこですか？

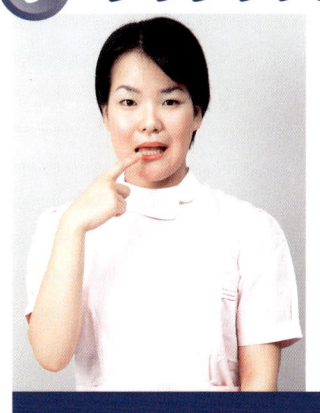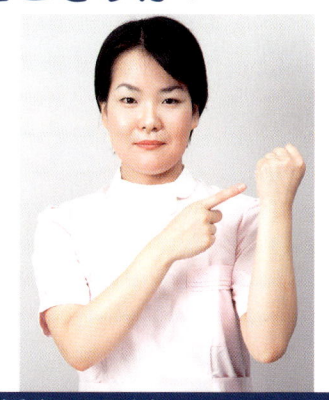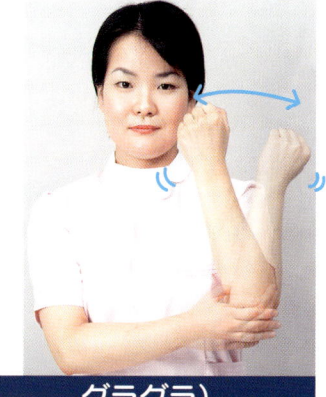

	動揺歯　（歯　＋　グラグラ）	
歯を指す	歯を指した右手でそのまま左手を指す	左手をグラグラ揺らす

左手が歯を表している

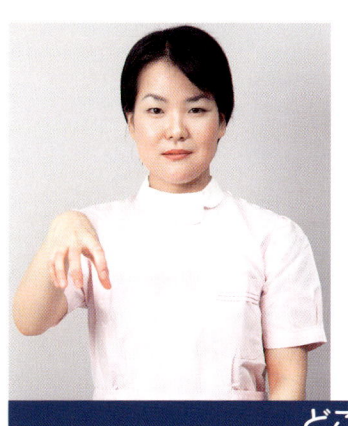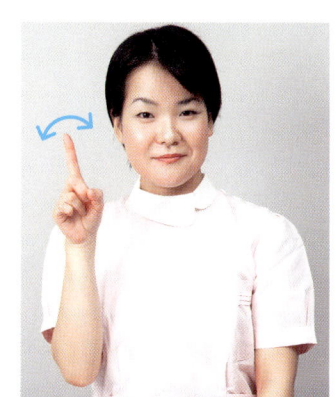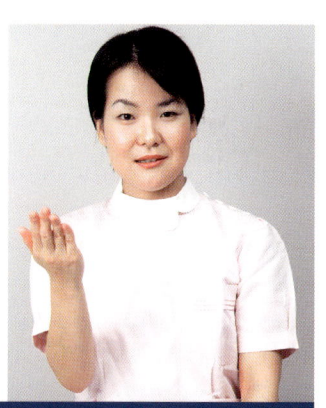

	どこ（場所＋何）	か？
左手の指を軽く曲げ下へ向ける		

POINT

小さい小さい「歯」を手話で表現するには？

実際に歯を指すと「歯」という手話になります。しかし、口腔内では分かりにくいため、

　左手こぶし……歯　冠
　左 手 首……歯 頸 部
　左　　腕……歯　根
　右　　手……歯　肉

と見立てて説明すると良いでしょう。

この時、いきなり左手を出しても理解はできません。歯を差してから左手を指し、「この左手を歯に例えると〜」と説明するとわかりやすいです。

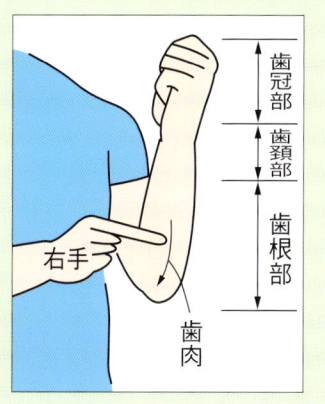

口腔内観察と指導

口腔内観察と指導

④ 冷たいものと熱いものどちらがしみますか？

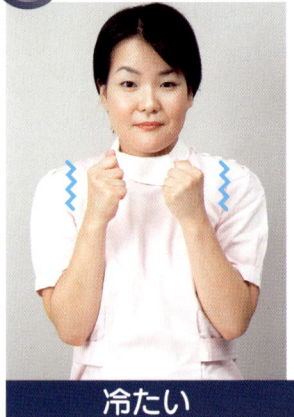 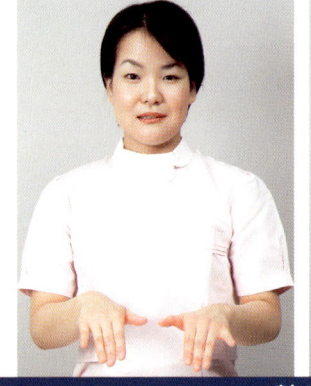 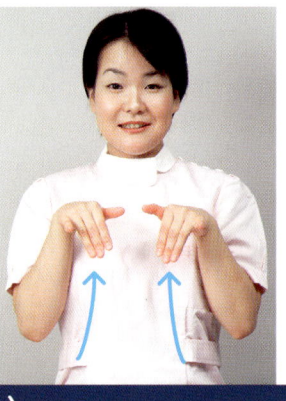 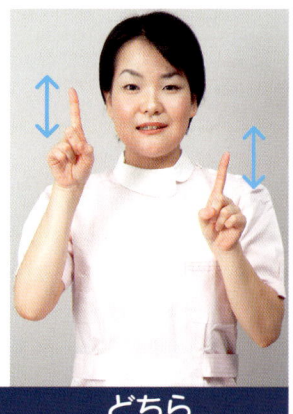

冷たい　　　　　　　　　熱い　　　　　　　　　　どちら

両手でこぶしを作り、ブルブルと震わす

寒さに震える様子

熱いものに触り、慌てて手を引っ込める様子

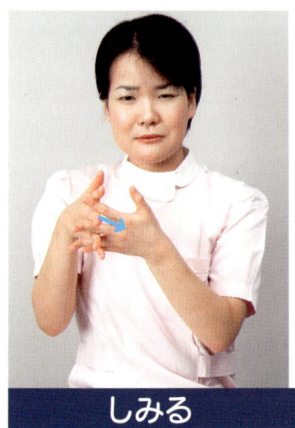 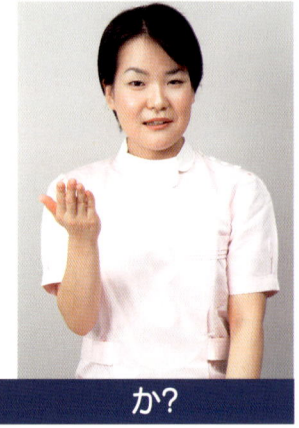

しみる　　　　　　　　　か？

広げた両手の指を交差させる

⑤ 甘いものを食べたときしみますか？

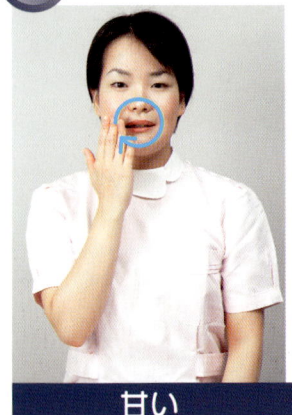 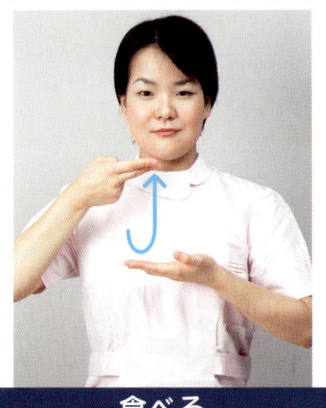 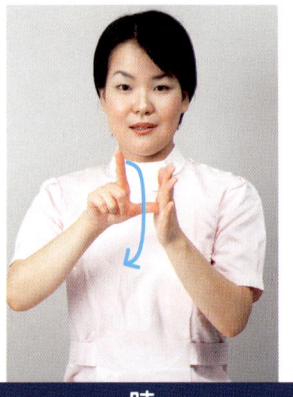 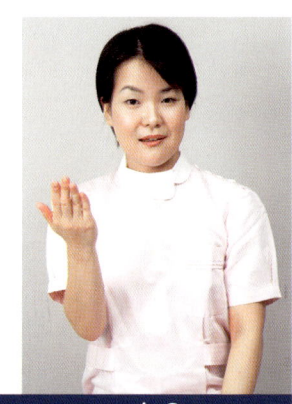

甘い　　　　　　　　　食べる　　　　　　　　時　　　　　　　　　か？

右手で口の周りをなぞるように円を描く

左の手のひらを茶碗に見立て、右手で箸をつくり食べる様子

右手は指文字の「れ」を作り、左の手のひらに親指をつけ人差し指を前方へ回す

甘いものが口の中に広がっていく様子

右手の人差し指が時計の針で、それが動く様子

⑥ お口の中を先生に診てもらいましょう

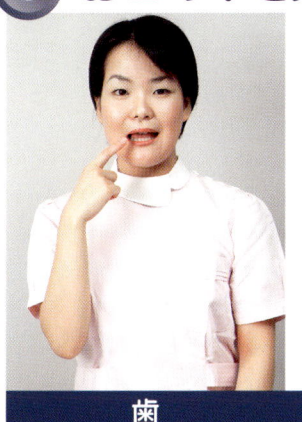

歯

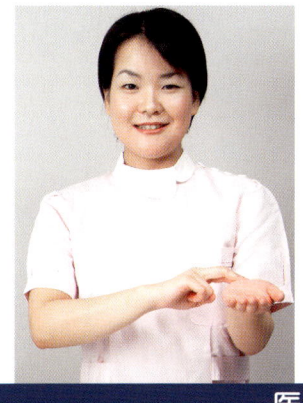

医者

左手首に右手人差し指・中指を置く

脈をとる様子

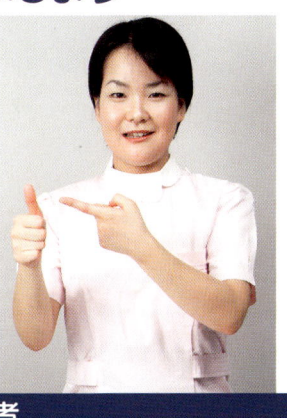

診る

右手の人差し指と中指を軽く折り曲げ、目の前で横へ1〜2回振る。P.13、27の「検診」「検査」と同じ

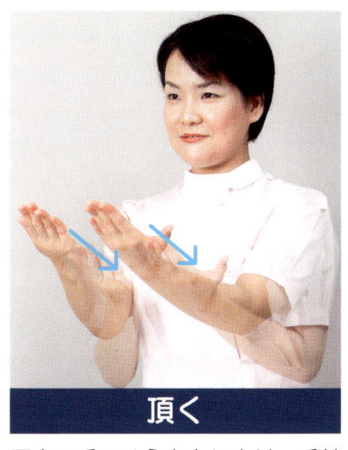

頂く

両方の手のひらを上に向け、手前に引く

物がこちらへ来る様子

POINT
手話で「男」と「女」を表現

女医の場合は女性を表す小指で、男医の場合は男性を表す親指で表現しましょう。

⑦ 鏡を見てください

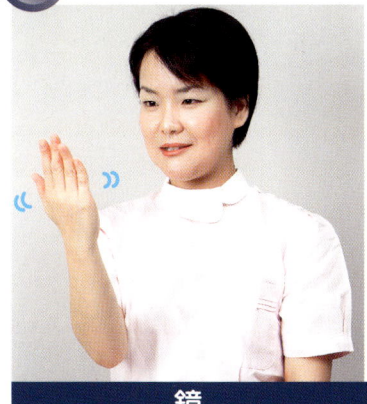

鏡

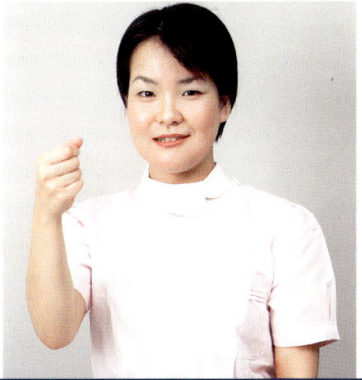

持つ

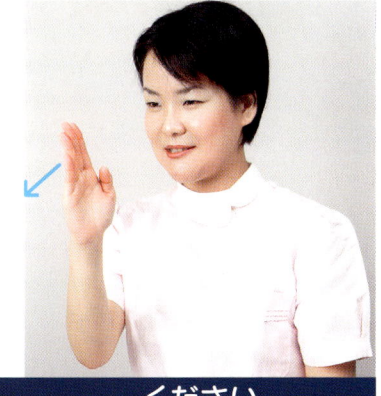

ください

右の手のひらを顔の方へ、軽く半回転させる

右手で手鏡を表現

鏡を握っている様子

口腔内観察と指導

口腔内観察と指導

⑧ むし歯がありましたので治療が必要です

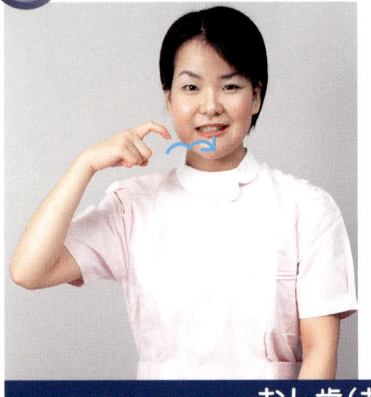 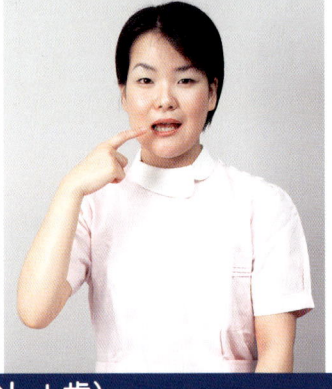 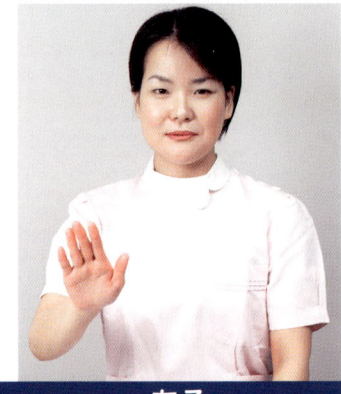

| むし歯（むし＋歯） | | ある |

右手の人差し指を、口のあたりで虫がはうようにして動かす

イモムシがはっている様子

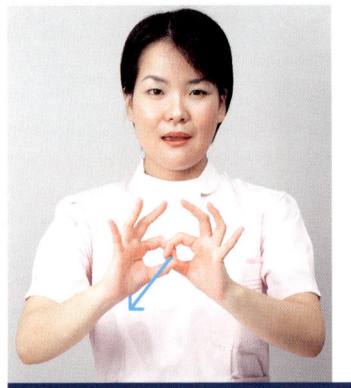 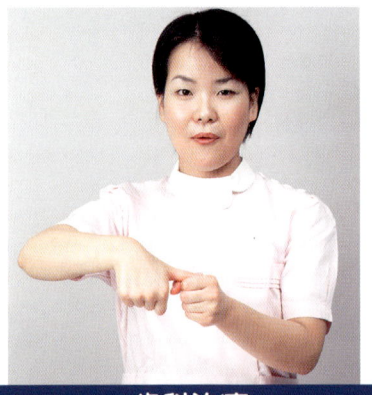

ので　　　歯科治療　　　必要

両手で指文字の「め」を作り組合せ、前へ出す

右手の親指を左手のこぶしにあてる

両手の指を同時に胸に打ちつける

充填物を新しく詰める様子

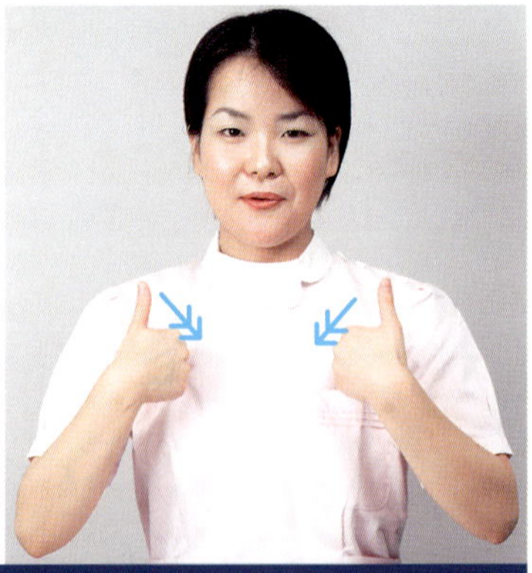

⑨ むし歯はありません

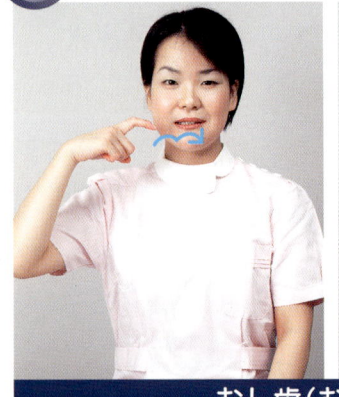 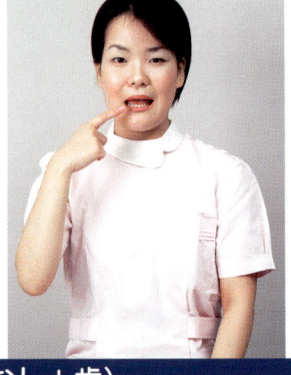 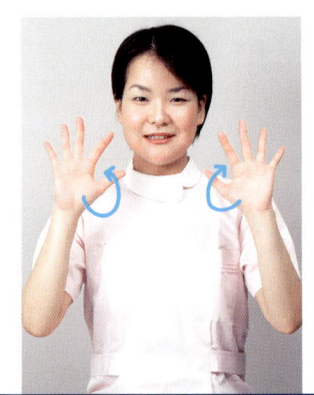 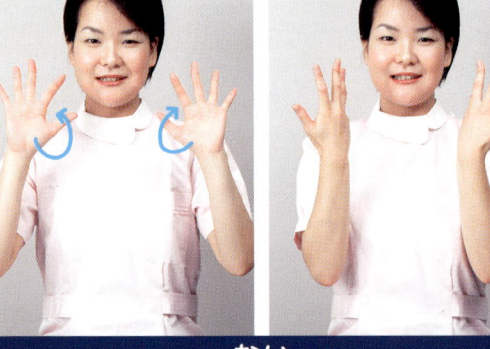

むし歯（むし＋歯）　　　ない

両手の手のひらを相手に向け、同時に自分の方へ向ける

⑩ 歯肉の検査をします

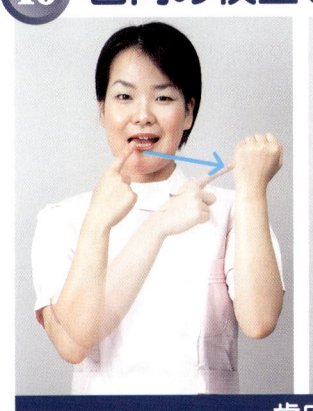
歯肉

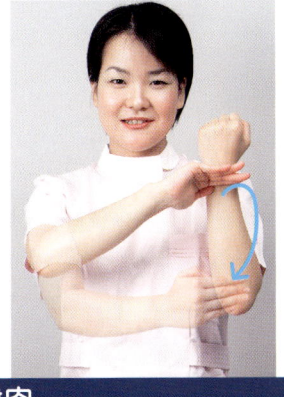

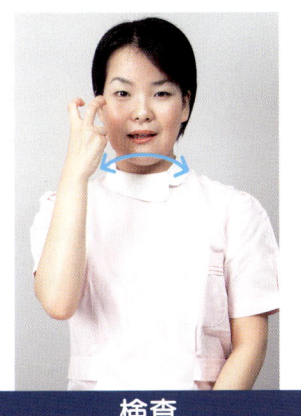
検査

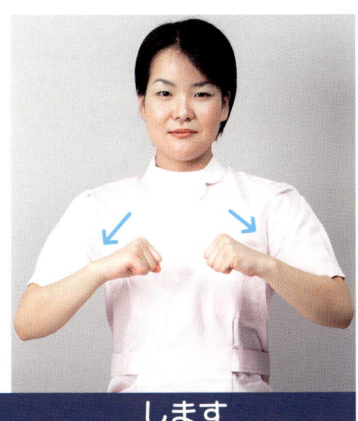
します

P.11の「診る」と同じ

⑪ 歯肉が腫れています

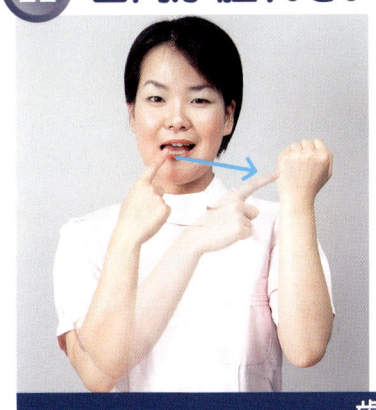
歯肉

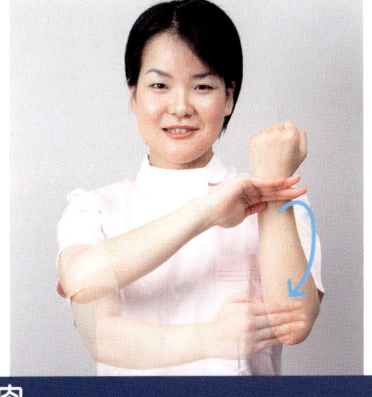

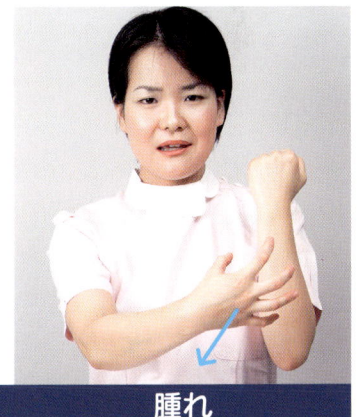
腫れ

POINT

「腫れ」を表現するためには?

「腫れ」という手話は、実際に腫れている部位（手や足など）で表現するとわかりやすいです。

歯肉の場合、お口の中ではわかりにくいため、左手を歯に見立て、右手で歯肉の腫れている様子を表現しました。後に出てくる「汚れ」「取る」「傷つく」も同じです。

口腔内観察と指導

12 歯肉は健康な状態です

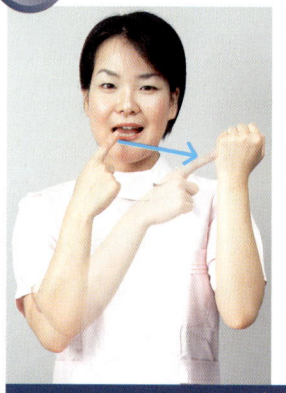 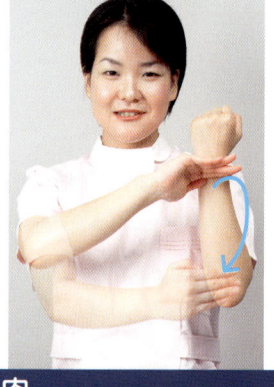 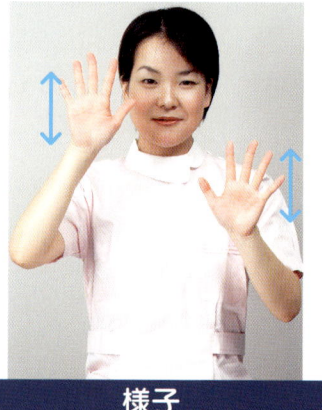 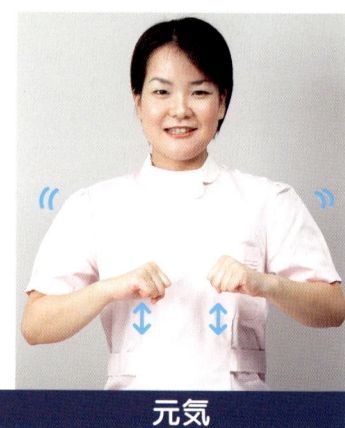

歯肉		様子	元気
左手で歯の形を作り、右手で歯肉の形を表現する		両方の手のひらを前へ向け、交互に上下させる	両手のこぶしを同時に上下させる

13 白くて軟らかい汚れは細菌の塊です

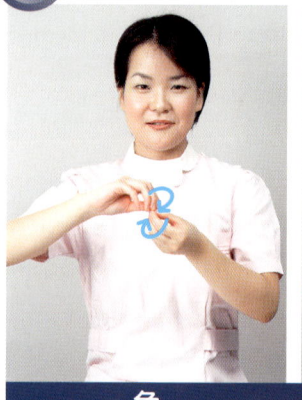 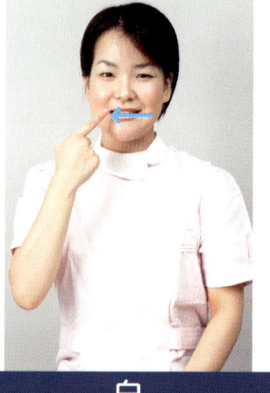 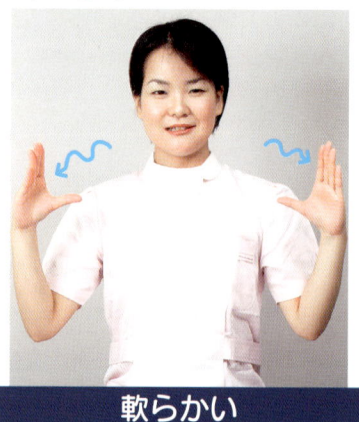 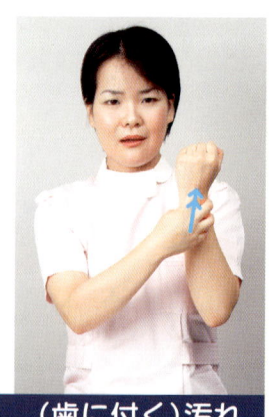

色	白	軟らかい	（歯に付く）汚れ
両手の指先を合わせ反対にひねる	右手の人差し指で歯をなぞる感じ	ふわふわと軟らかいものを触るように、指先を動かしながら外側へ開いていく。P.21「やさしい」と同じ	左手首に湾曲させた右手を、軽く打ちつける
絵の具のふたを開ける様子	歯の白色から取ったもの		汚れが歯にベタベタ付く感じ

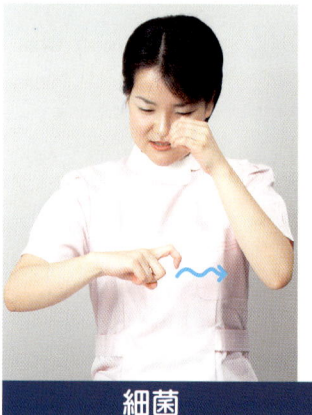 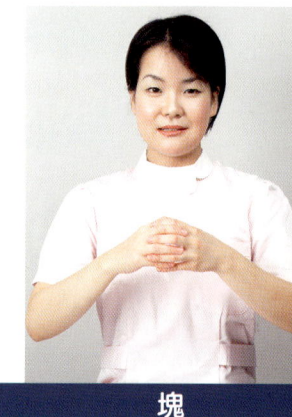

細菌	塊
輪にした左手を片目につけ、右手で虫を表す	
顕微鏡で細菌を見る様子	

POINT

「歯垢」って何？

「歯垢」という手話はないため、表現するときは指文字を使いましょう。そして、歯垢がどういうものか具体的に説明すると良いでしょう。

14 歯垢はむし歯・歯周病の原因になります

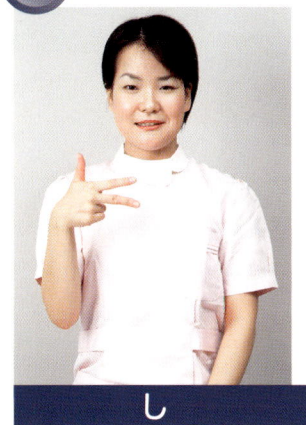 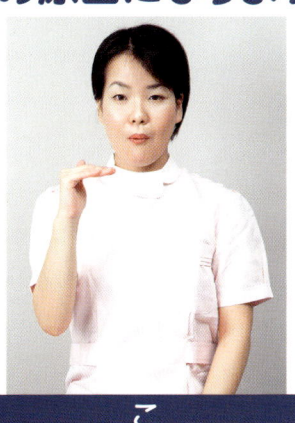 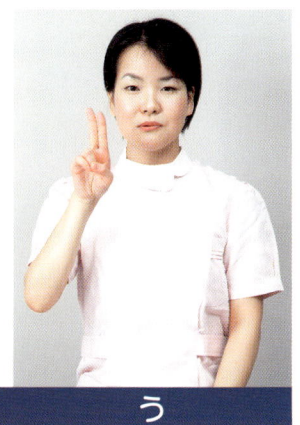

| し | こ | う |

指文字で表現します

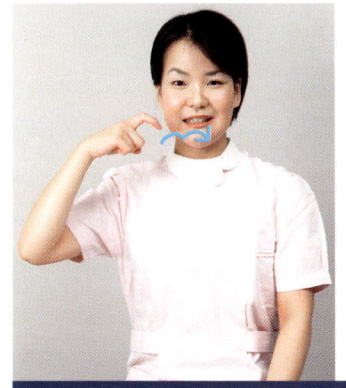 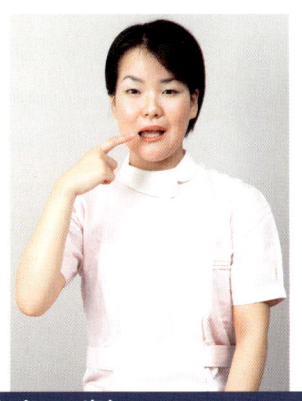 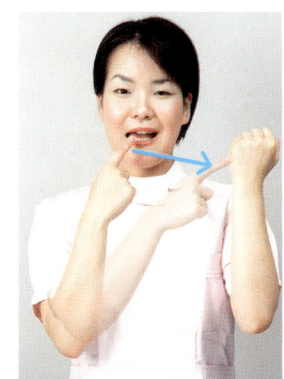 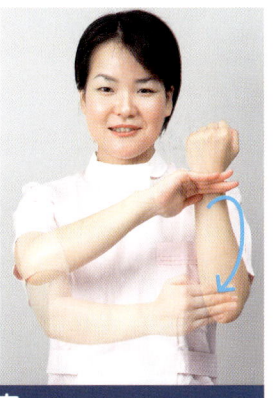

| むし歯（むし＋歯） | | 歯肉 |

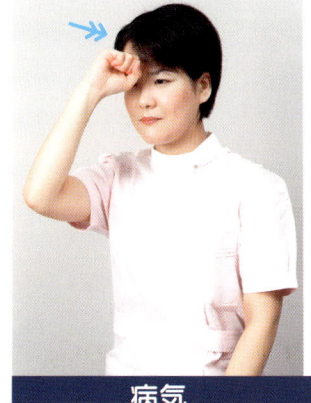 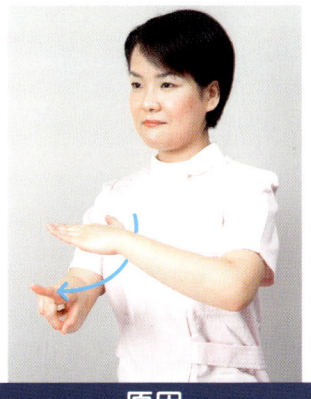 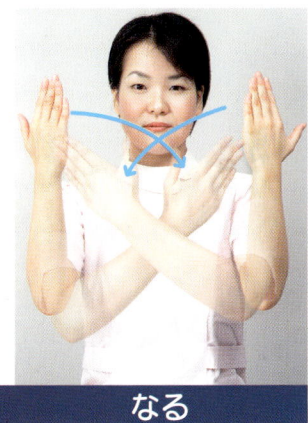

| 病気 | 原因 | なる |

ひたいにこぶしを2、3回あてる。辛そうな表情で

左の手のひらを下に向け、その下を右手人差し指をくぐらせ、前へ指し示す

両方の手のひらを自分側へ向けて、肩の位置から目の前を通り、中央で交差させる

口腔内観察と指導

口腔内観察と指導

⑮ 歯石は硬いので歯ブラシで取ることはできません

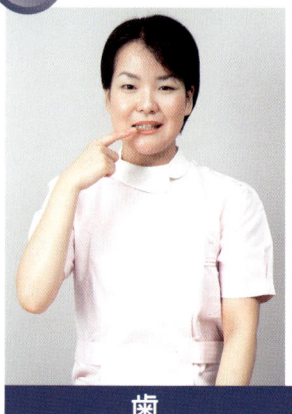
歯

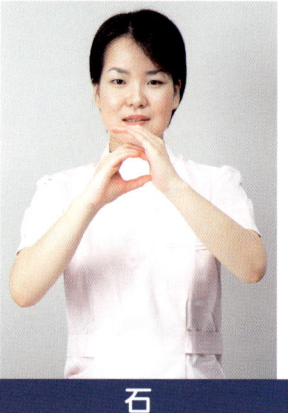
石
右手の指を、軽く曲げた左の手のひらへつける
漢字の「石」を表現

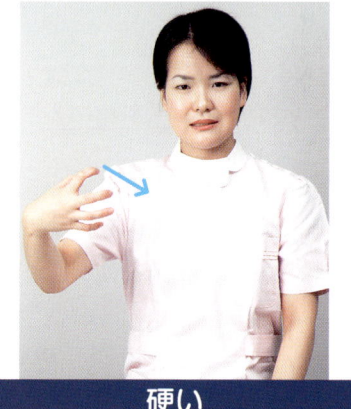
硬い
軽く指を曲げた右手を、自分の方へ強く引き寄せる

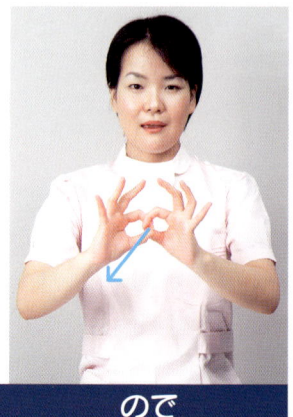
ので
P.12と同じ

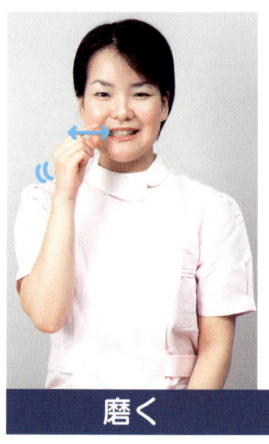
磨く
歯ブラシで歯を磨いている様子

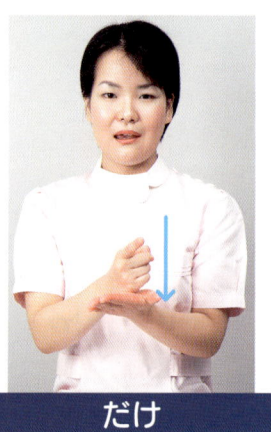
だけ
上に向けた左の手のひらに、人差し指を立てた右手を一度打ちつける

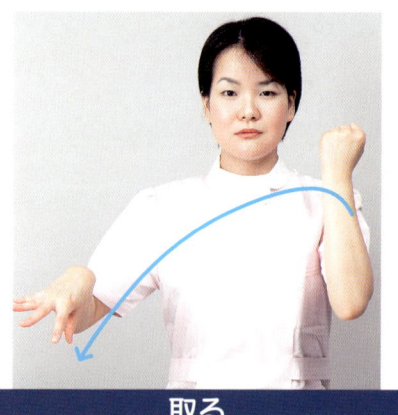
取る

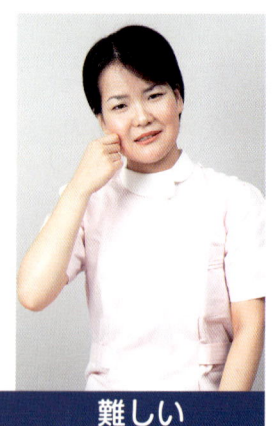
難しい
右手で右のほっぺをつねる

⑯ 歯石をお取りします

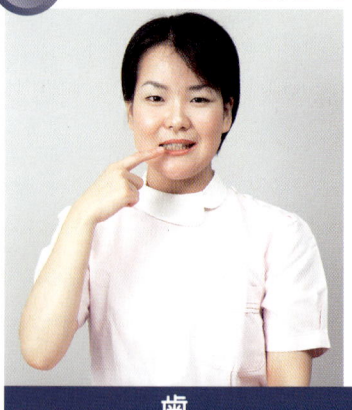
歯

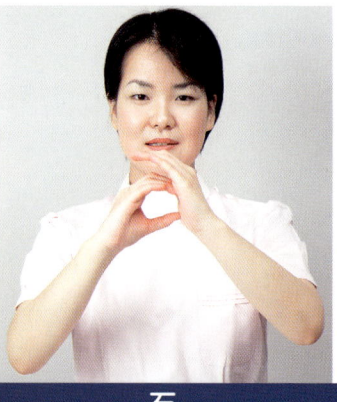
石

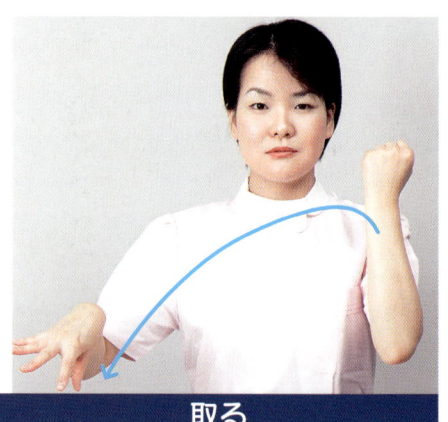
取る

⑰ 入れ歯を作りましょう

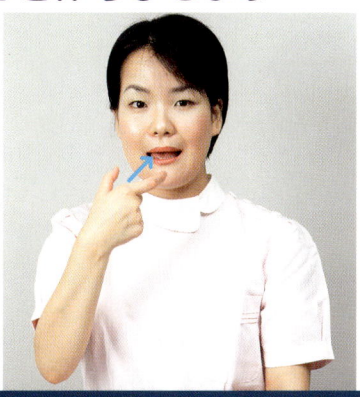
入れ歯
少し曲げた右手の人差し指と親指を、口元へ近づける

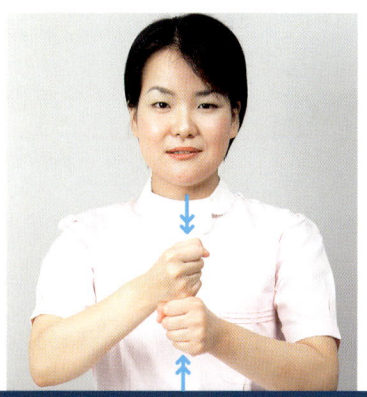
作る
左手のこぶしに右手のこぶしを、上から2回打ちつける
金づちで物を作り上げる様子

⑱ エックス線を撮ります

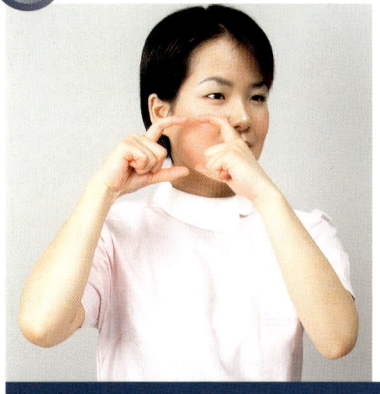
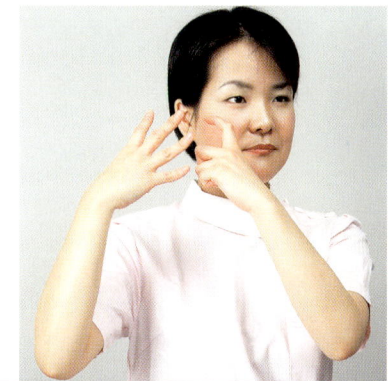
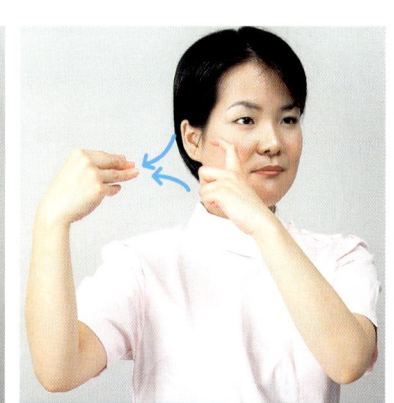
エックス線を撮ります

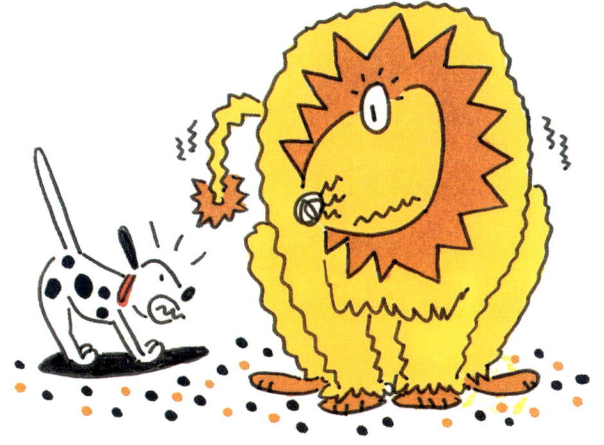

ブラッシング指導

① 汚れを赤く染め出します

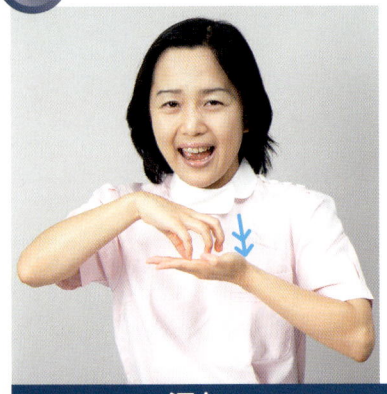
汚れ
上に向けた左の手のひらに、軽く曲げた右手の指先を2回打ちつける
- 汚いものを手にのせる様子

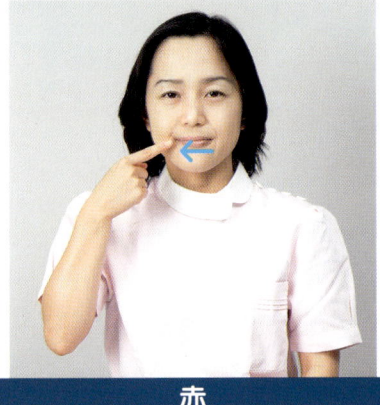
赤
右手の人差し指で口唇を横になぞる
- 唇の赤色から取ったもの

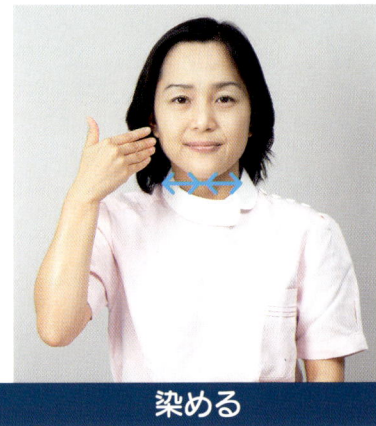
染める
右手の指先を口元に置き、なでるように動かす
- 右手をハケのように使い染め出し液を塗る様子

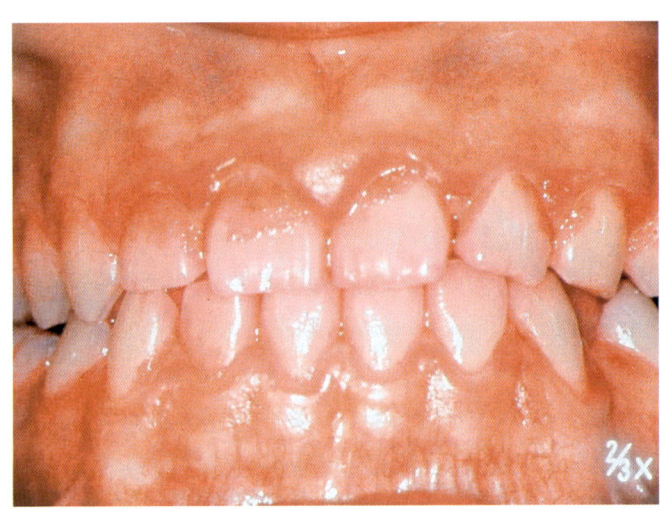

② いつもの方法で磨いてください

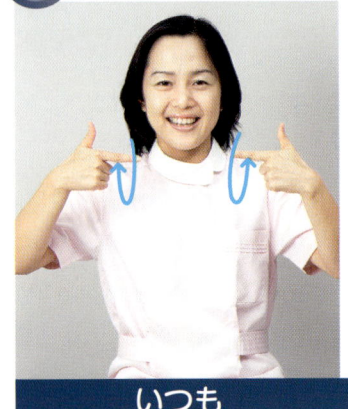
いつも
両手で指文字「む」を作り、同時に外側へ向かって回す
- 太陽がくり返し昇り、沈んでいく様子

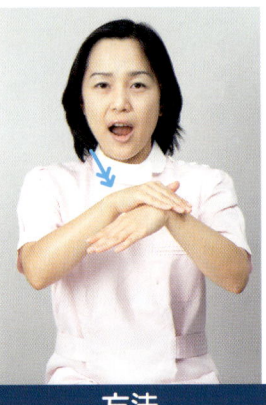
方法
左手首を右手で軽くたたく

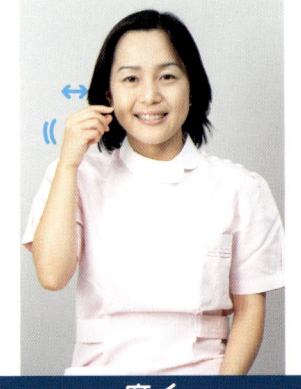
磨く

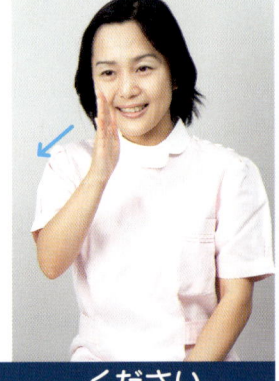
ください

❸ 力が強すぎます

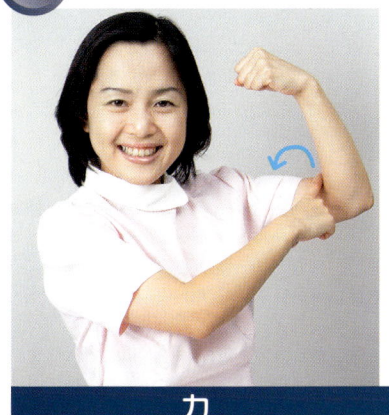

力	入る	過ぎる
左腕に右手の人差し指で力こぶを描く	両手の人差し指で「入」の字の形を作り、前方へ倒す	左手の甲の上を右手で乗り越えるようにする

力こぶをイメージする

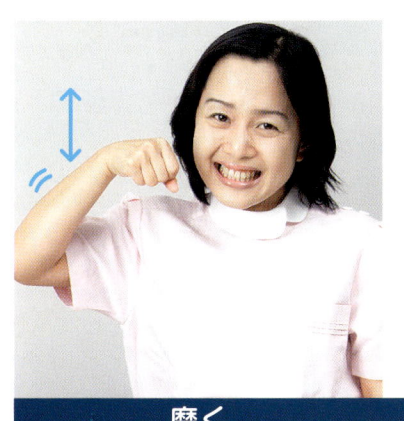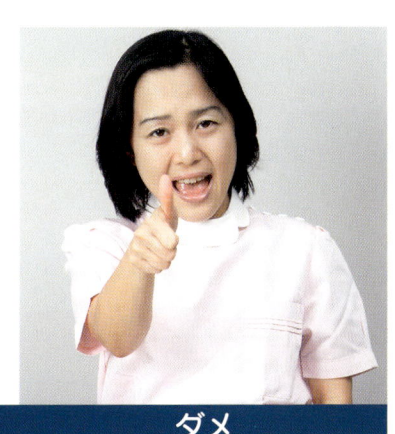

磨く　　　　　　　ダメ

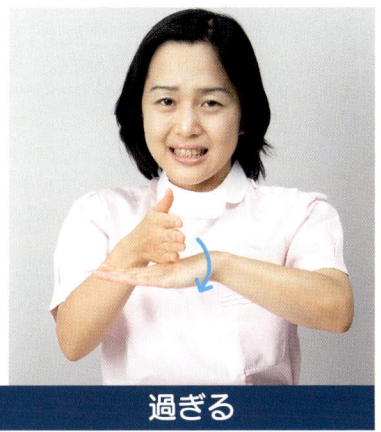

POINT

手話は視覚言語。磨き方も、ろうあ者が見てわかりやすいように!

手話表現は、強弱や早さの違いで状態を説明することができます。
強く磨く、やさしく磨く、小さく磨く、大きく磨くなども同じ「磨く」という手話の強弱、速さの変化で表すことができます。
今回は上手に磨く時はペングリップで毛先磨き、強すぎる時はパームグリップで大きく磨くと変化をつけています。

ブラッシング指導

④ 歯肉が傷つきます

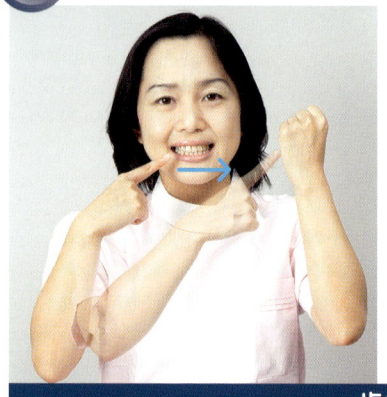
歯肉

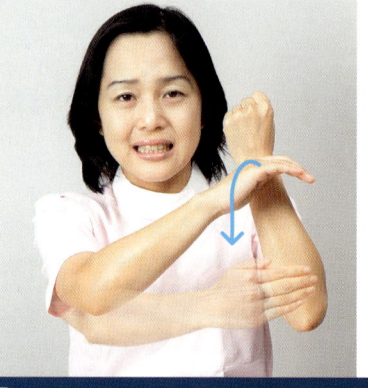
歯肉

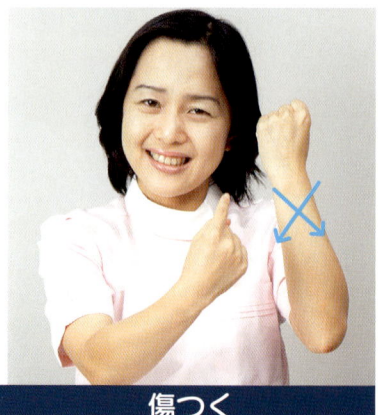
傷つく

歯肉に見立てた左手に、右手の人差し指で傷をつけるようにする

⑤ 歯と歯肉の境目に汚れが残ります

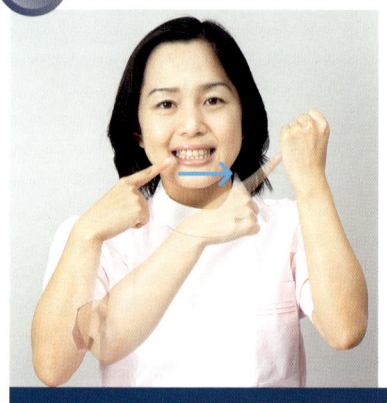
歯肉

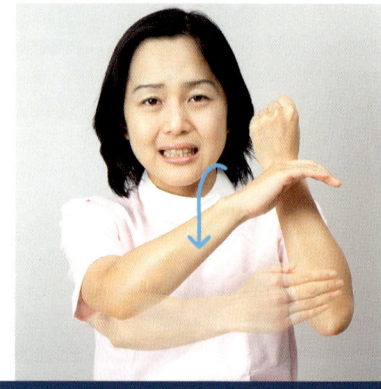
歯肉

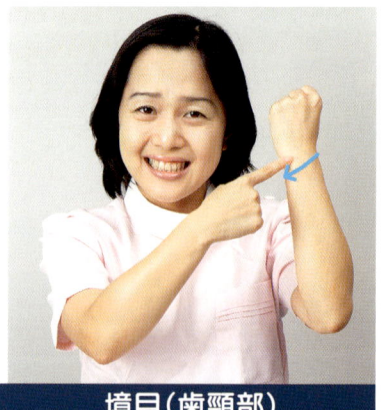
境目（歯頸部）

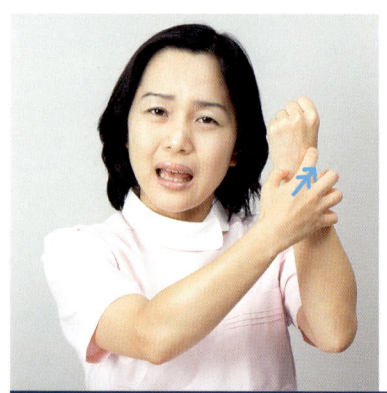
汚れ

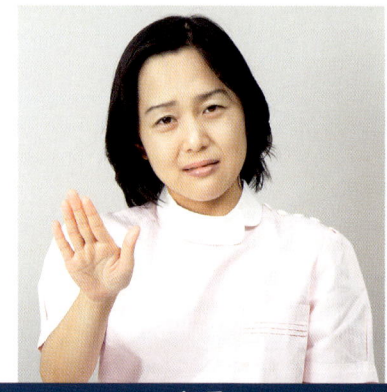
ある

⑥ 小さくやさしく磨いてください

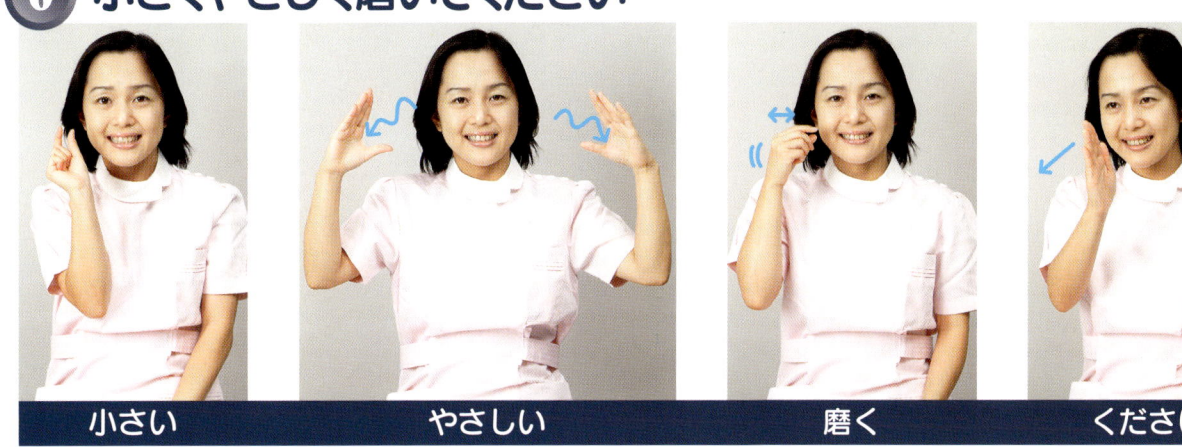

| 小さい | やさしい | 磨く | ください |

P.14「軟らかい」と同じ

⑦ 上手に磨いています

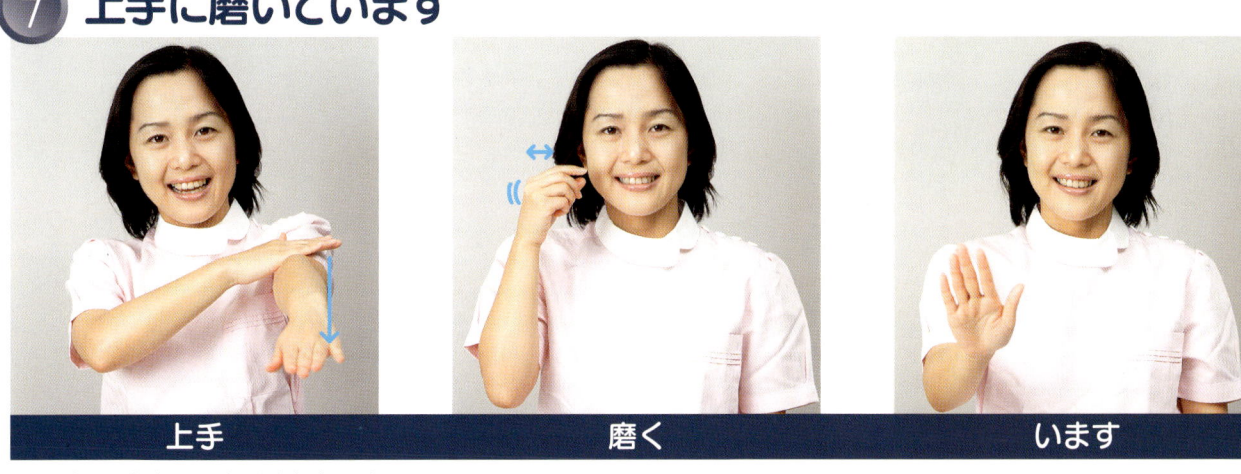

| 上手 | 磨く | います |

左の手のひらを下に向け腕をまっすぐ伸ばす。右の手のひらを左腕の上から滑らせる

⑧ 一日に何回磨いていますか?

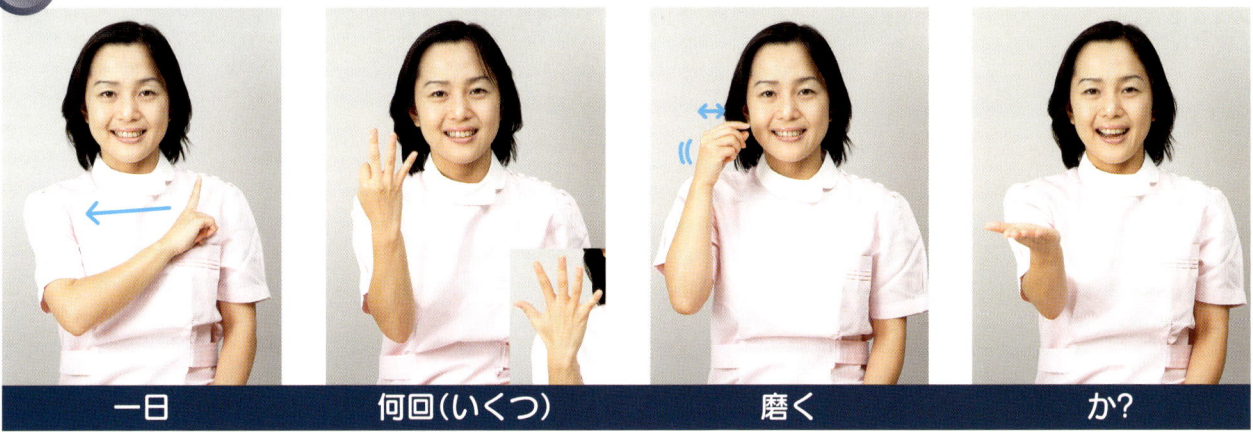

| 一日 | 何回（いくつ） | 磨く | か? |

右手人差し指を左胸前に立てて、右胸に移動させる

右手を広げて親指から順に折っていく

指を折って数を数える様子

ブラッシング指導

ブラッシング指導

⑨ 就寝前の歯磨きは大切です

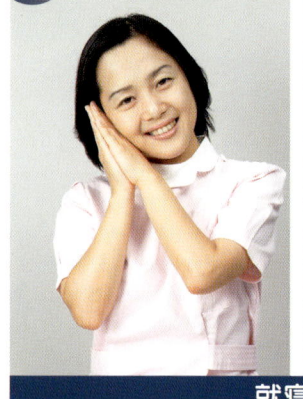 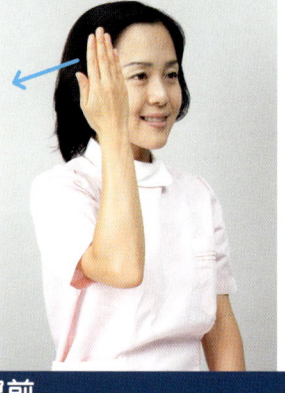 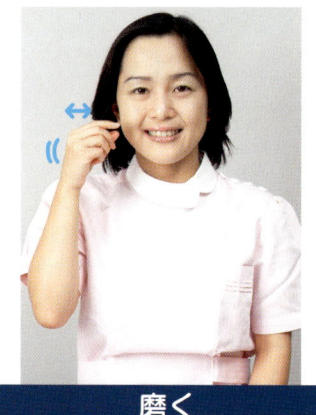 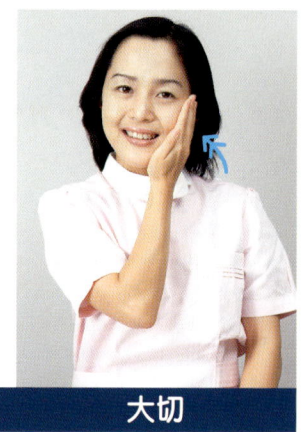

| 就寝前 | | 磨く | 大切 |

就寝前は就寝を「現在」とすると「過去」となるので、手をうしろにたおす

自分より後ろは「過去」を表す

右の手のひらで左ほっぺを2回たたく

⑩ 食後に歯を磨いてください

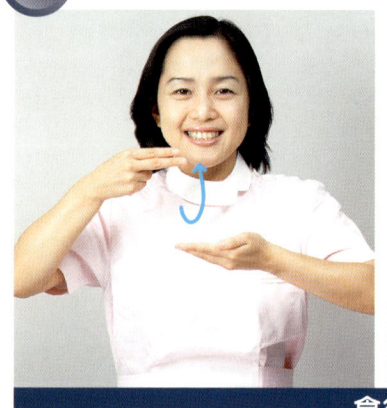 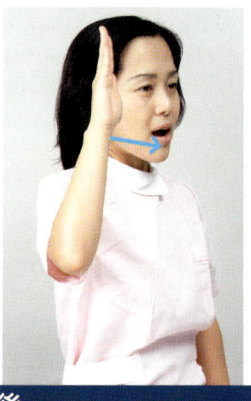 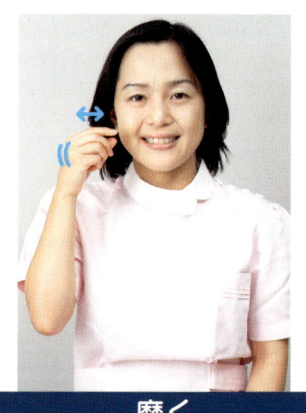 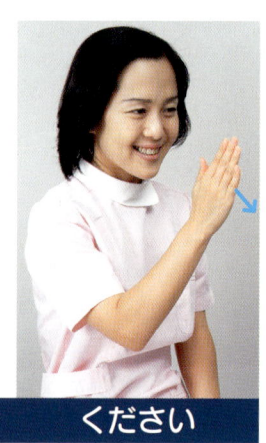

| 食後 | | 磨く | ください |

食事中を「現在」とすると、食後はその時点よりも「未来」なので手を前に出す

自分より前は「未来」を表す

POINT

「食後」と「食前」、過去と未来

前は「未来」、後ろは「過去」を表します。
例えば、指を1本前へ出せば「明日」、数字の「7」を前へ出せば「来週」を意味します。

⑪ どのくらい(時間)磨いていますか?

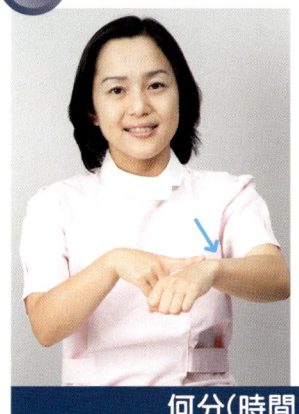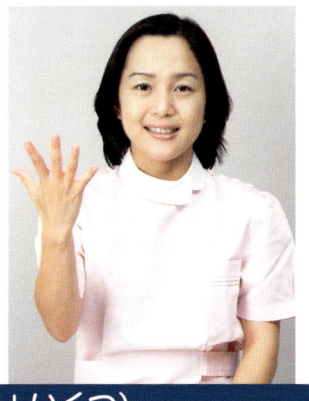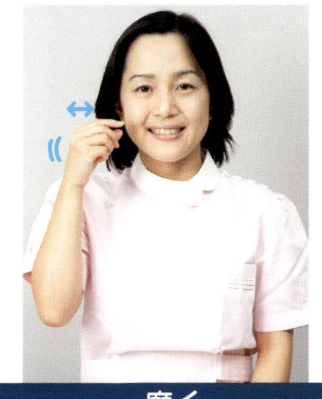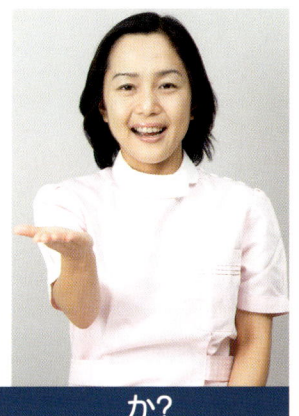

何分(時間+いくつ)		磨く	か?

左手首を右手の人差し指で指す / 右手を広げて親指から順に折っていく

腕時計を指す　　指を折って数を数える様子

⑫ 3分以上磨きましょう

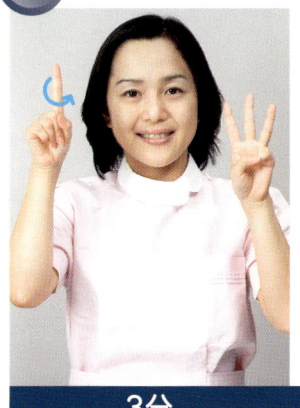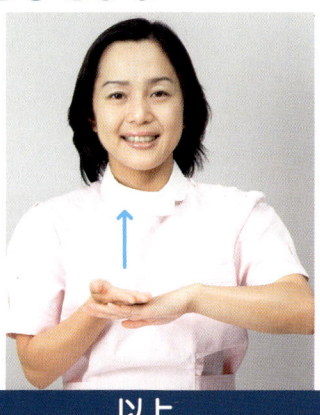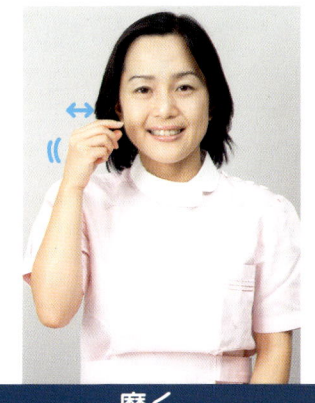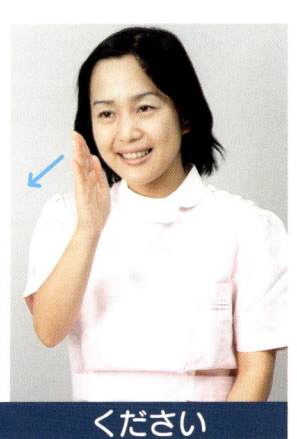

3分	以上	磨く	ください

左手で数字の「3」を作る。右手の人差し指を軽く左下に払う / 右手を上にして両手の甲を合わせる。右手をそのまま上に上げる

右手は分「′」の記号を表す

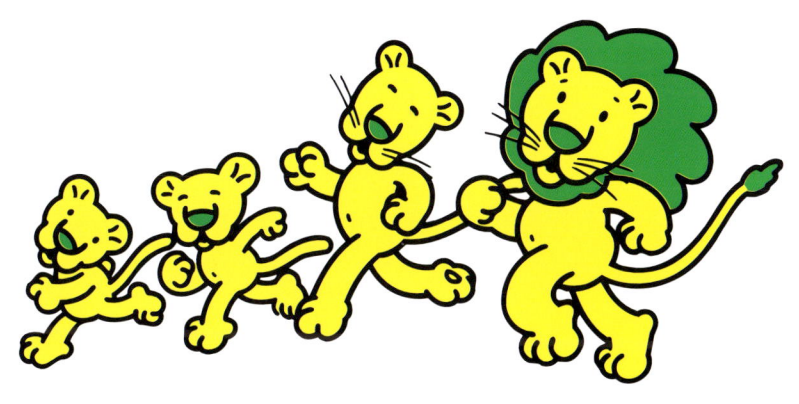

窓口

① 今日の支払いは2千円です

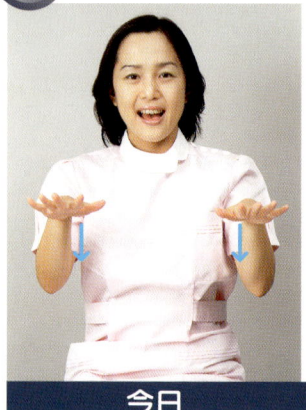
今日

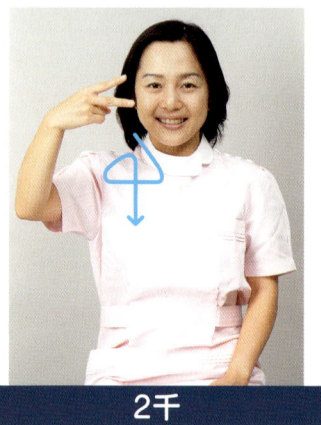
お金
右手で指文字の「め」を作り軽く振る

2千
数字の「二」で漢字の「千」を空書きする

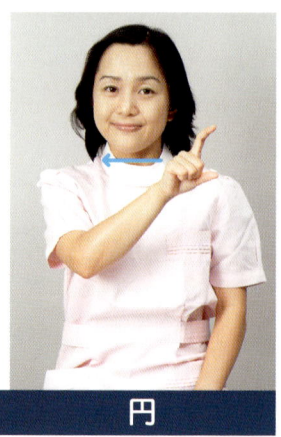
円
右手の人差し指と親指で「コ」の字を作り、右から左へ滑らせる

お札の形をイメージ

② 薬を出しますので痛い時に飲んでください

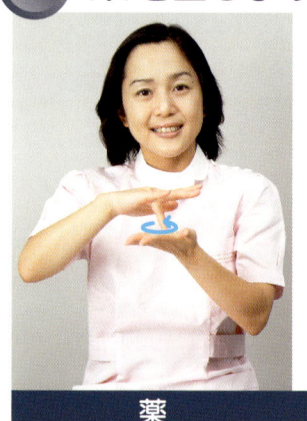
薬
右手の薬指で、左の手のひらに小さく円を描く

薬指を使うことで語呂も薬を調合することに合わせている

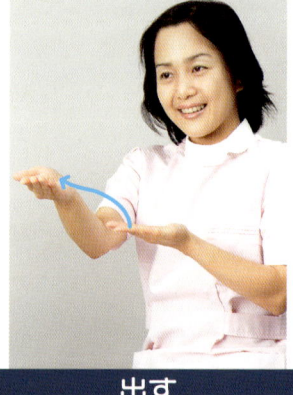
出す
左の手のひらにのせた右手を前へさし出す

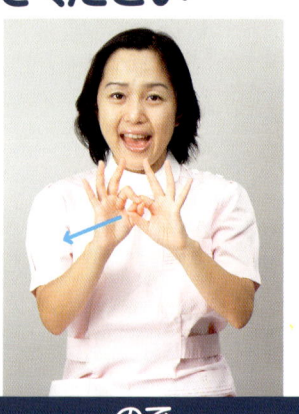
ので

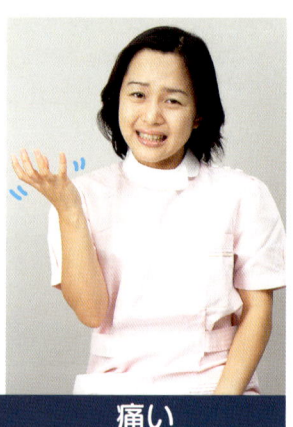
痛い

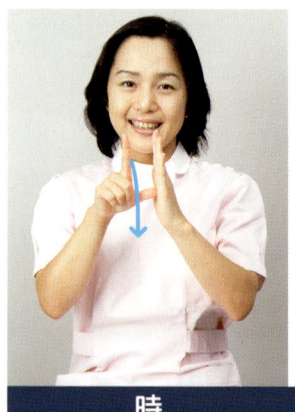
時

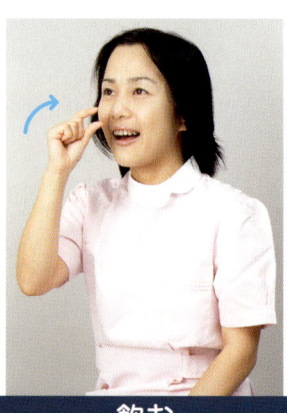
飲む

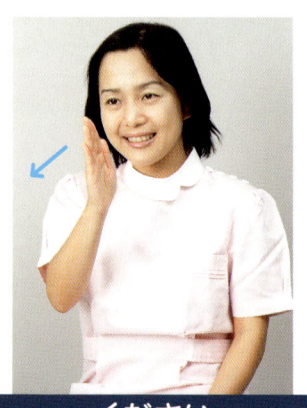
ください

薬を飲むしぐさ

❸ 次回の予約はいつにしますか？

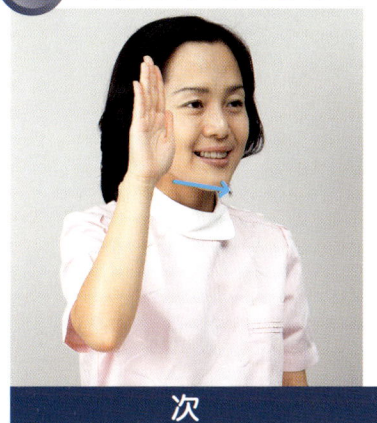
次

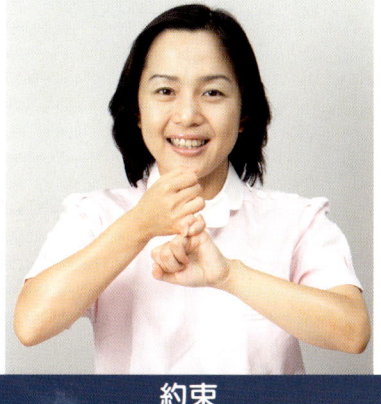
約束

両手の小指を絡ませ軽く振る

「指きりげんまん」をイメージ

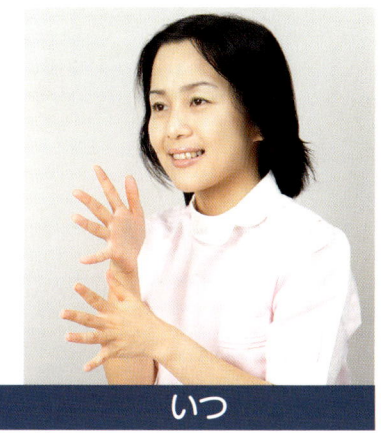
いつ

両方の手のひらを自分側へ向け上下に並べる。親指から順に折り曲げていく

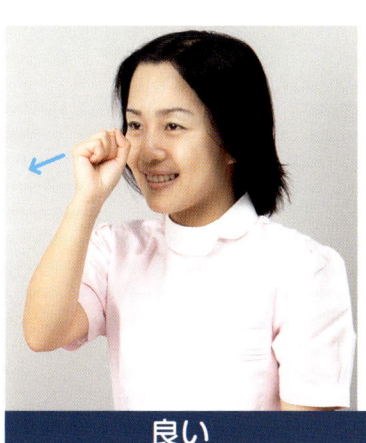
良い

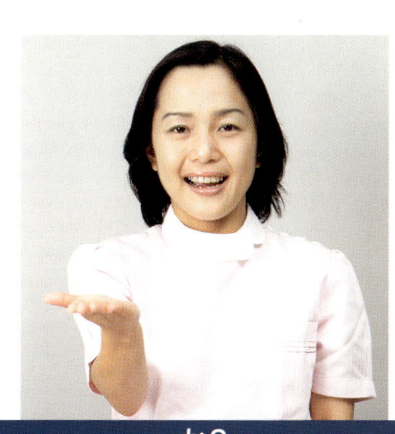
か？

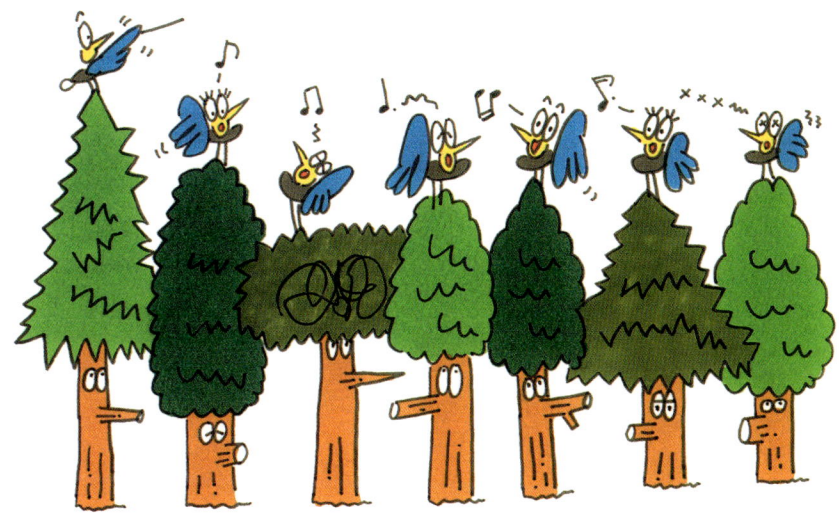

窓　口

④ 都合が悪くなったら連絡をください

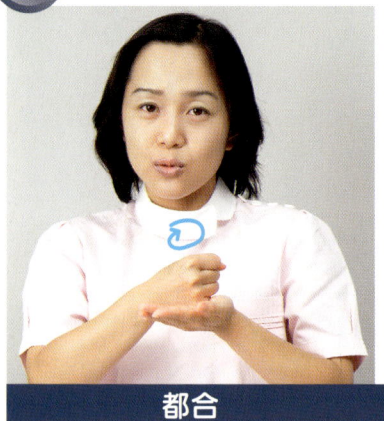
都合

左の手のひらの上で、握った右手を回転させる

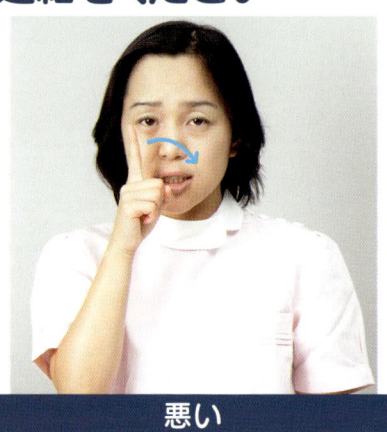
悪い

右手の人差し指で、鼻の頭をかすめるように反対側へ移動する

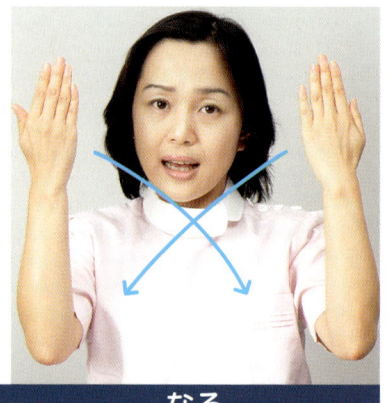
なる

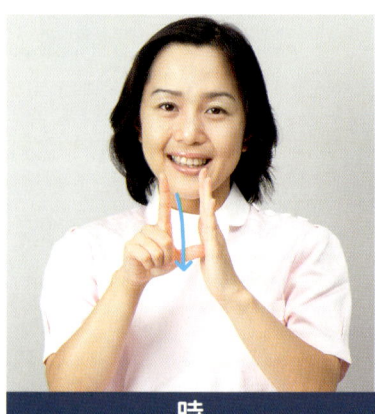
時

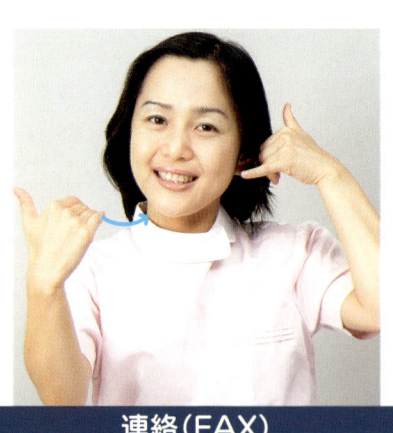
連絡（FAX）

左手で電話の受話器を作り左耳にあてる。右手を指先から引き寄せる

FAXが流れてくる様子

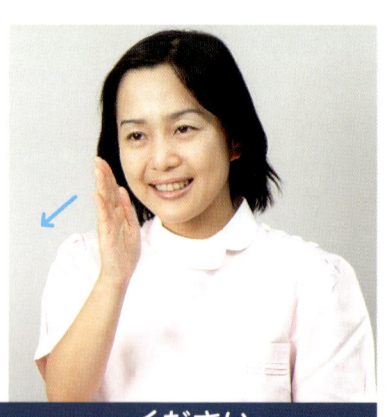
ください

POINT

いろいろある連絡方法

ろうあ者との連絡は電話ではなくFAXで行います。最近ではパソコンや携帯電話の普及により、Eメールでのやりとりも頻繁に行われています。

⑤ 年に一度は定期検診を受けましょう

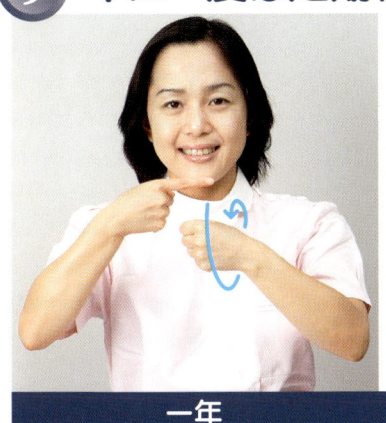
一年
右手で「一」を作り、左手のこぶしの周りを一周させる

間

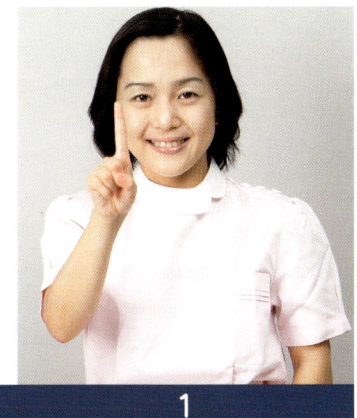
1

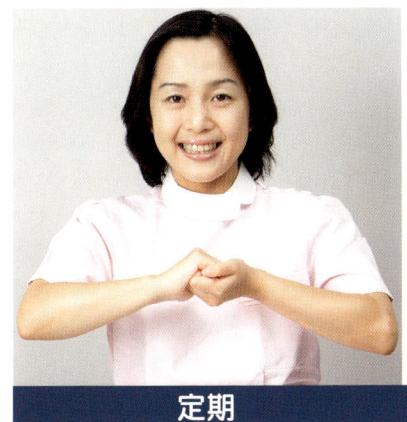
定期
両手の指先を軽く曲げ握り合う

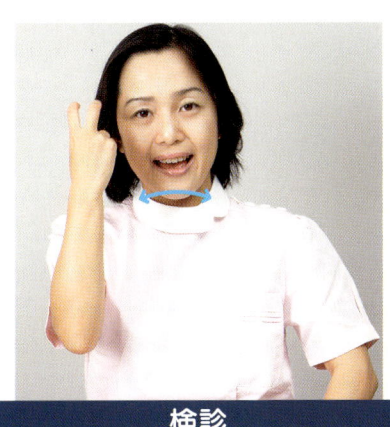
検診
P.11の「診る」と同じ

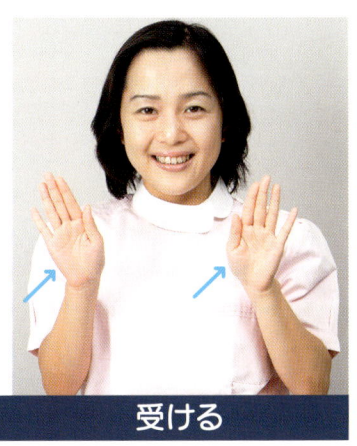
受ける
両方の手のひらを前へ向け、そのまま手前に引く
両手で何かを受けとめる感じ

窓口

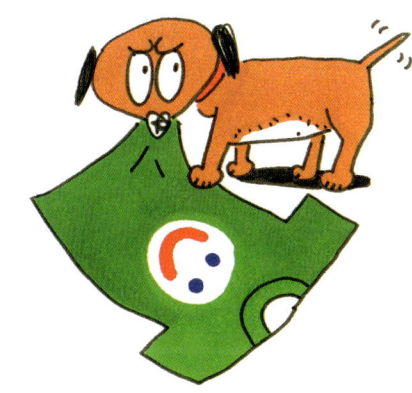

歯科で使われる単語集

① 歯科衛生士

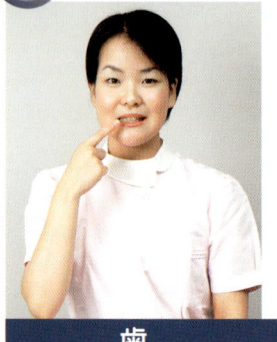 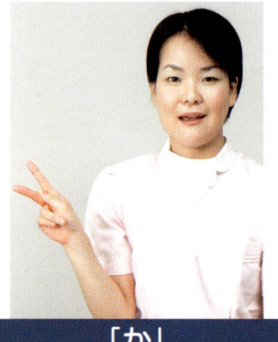 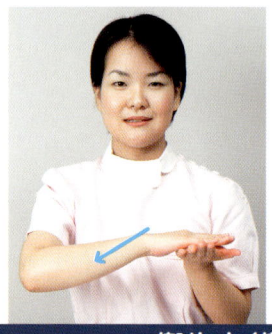 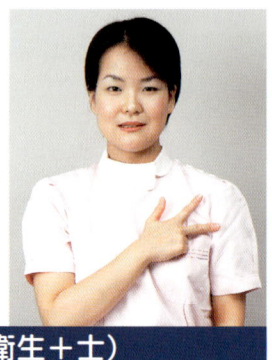

歯	「か」	衛生士（衛生＋士）	
歯を指す	指文字の「か」	右の手のひらで左の手のひらをサッと払う。何もない、きれいな状態。「きれい」の意味	右手で作った指文字の「し」を左胸にあてる

② 歯科医師

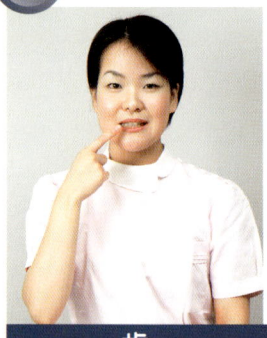 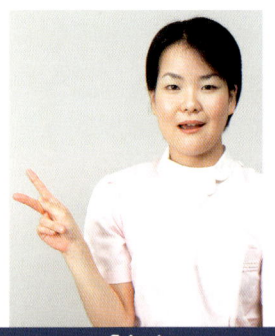 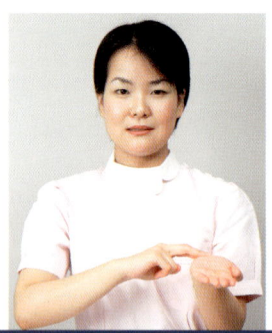 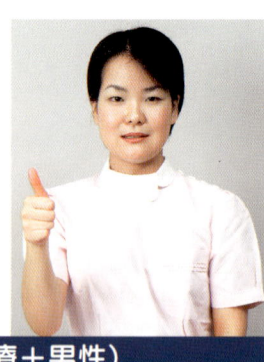

歯	「か」	医師（医療＋男性）	
歯を指す	指文字の「か」		女性の場合は小指

③ 歯科医院

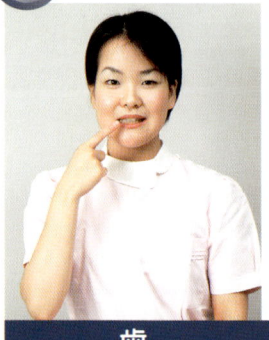 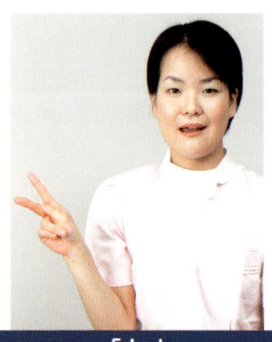 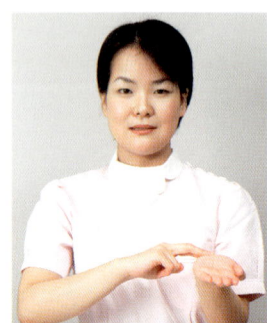

歯	「か」	医院（医療＋場所）
歯を指す	指文字の「か」	

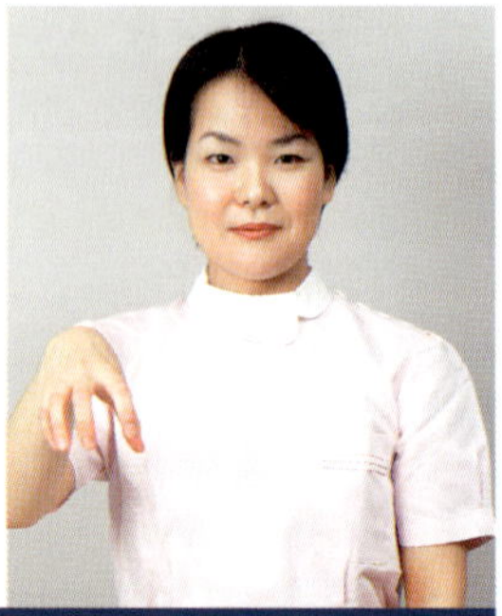

④ 患者

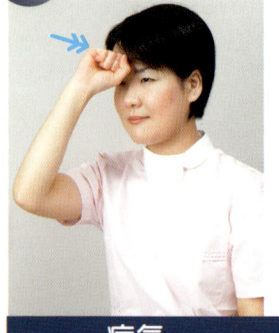 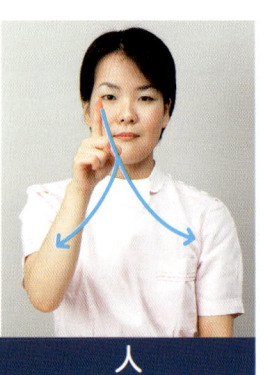

病気	人
	人差し指で「人」の字を描く

⑤ 歯周病

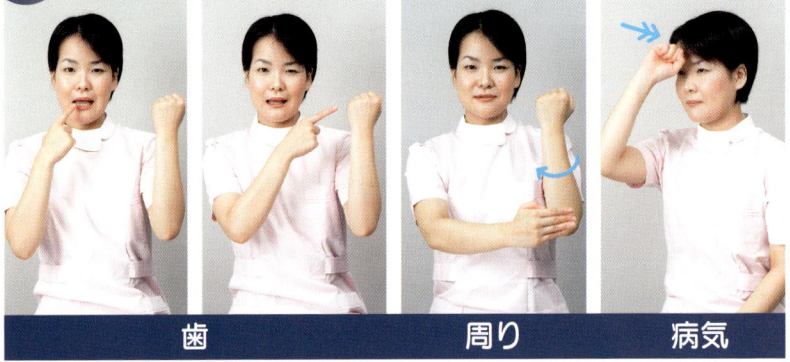
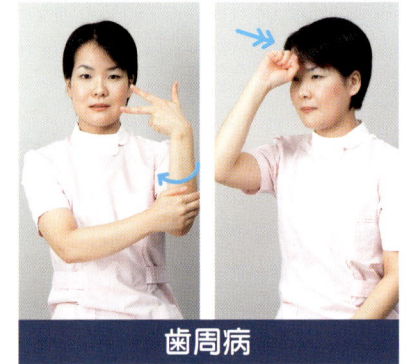

⑥ むし歯

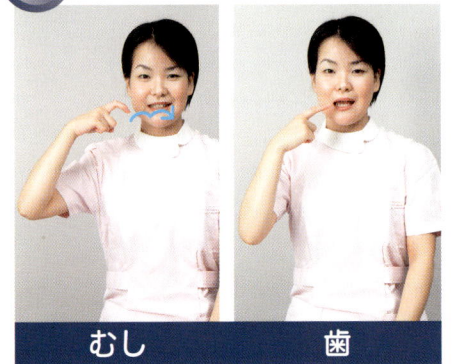

⑦ 口臭

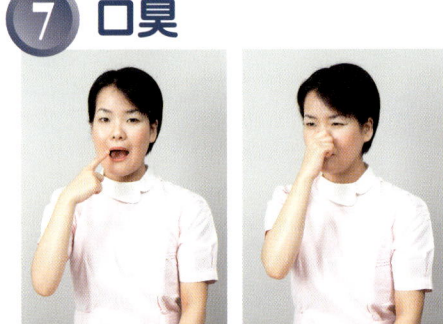

⑧ 痛み

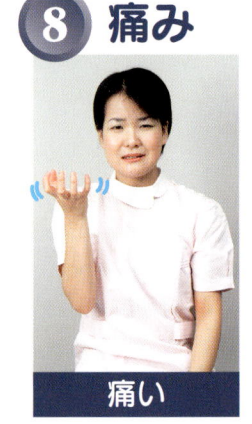

⑨ しみる

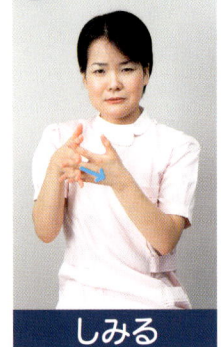

右手の指先を左手の指の間に通す

⑩ 動揺歯

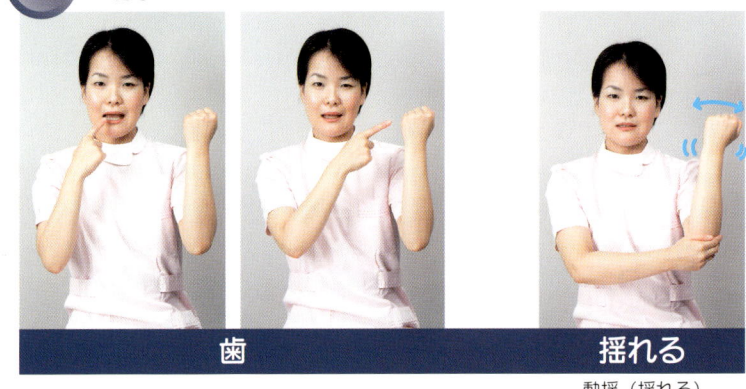

動揺（揺れる）

⑪ 歯磨き

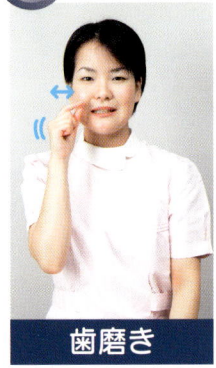

歯磨きをするしぐさ

⑫ 薬

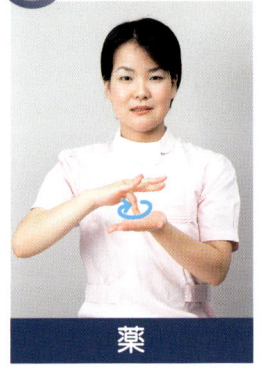

右手の薬指を左の手のひらで弧を描く

指文字（50音）

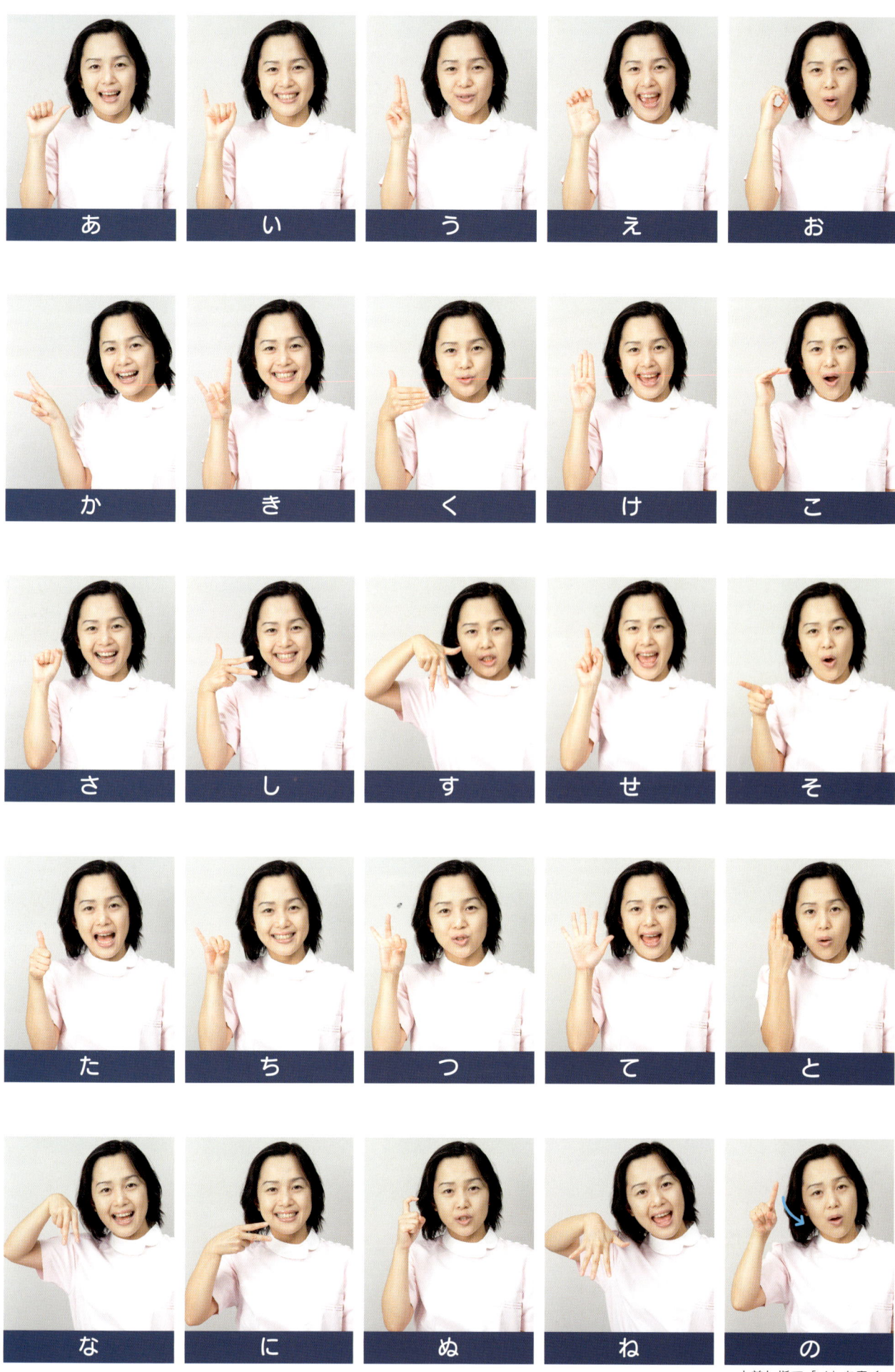

人差し指で「ノ」を書く

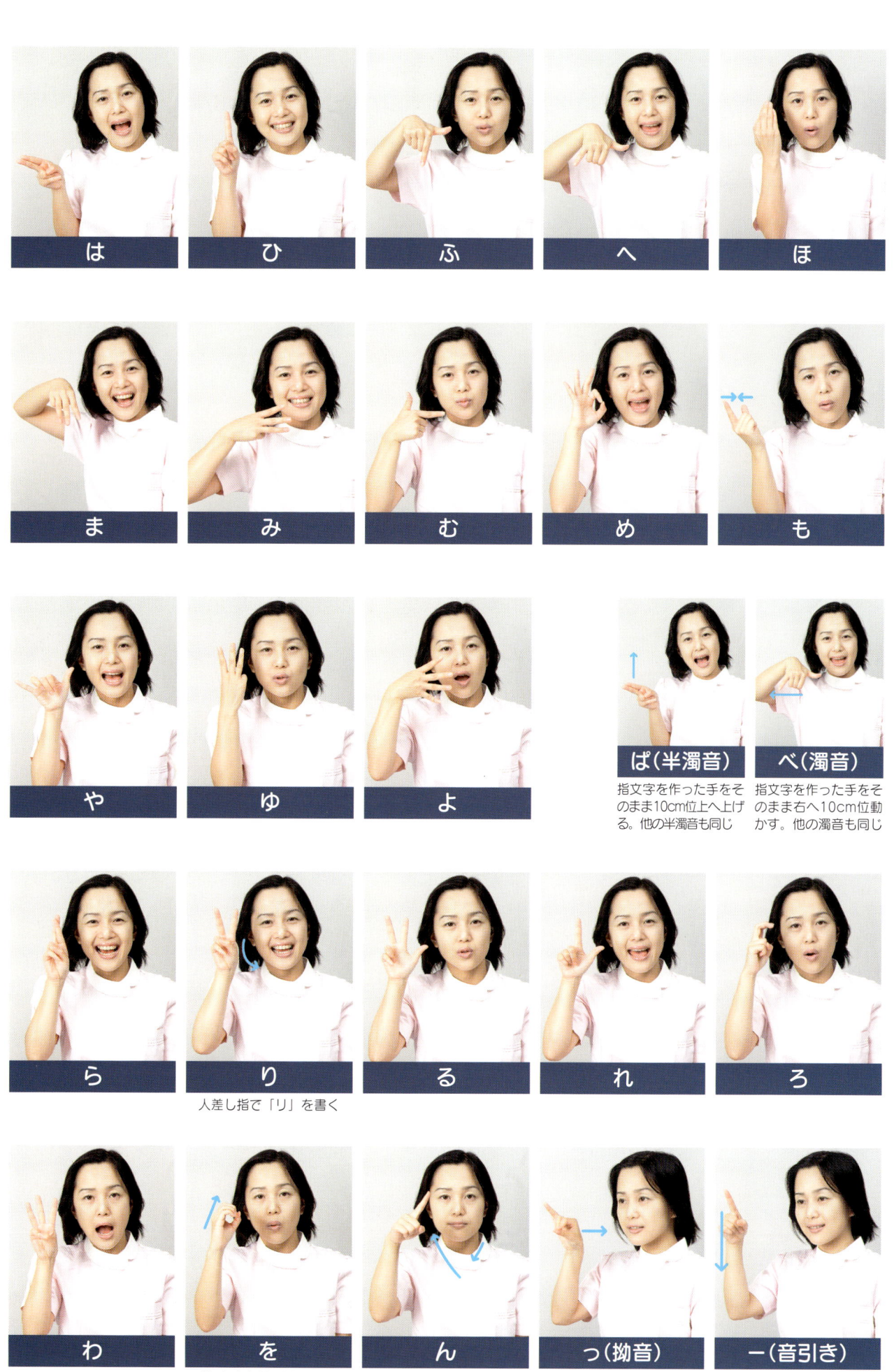

指文字（数字）

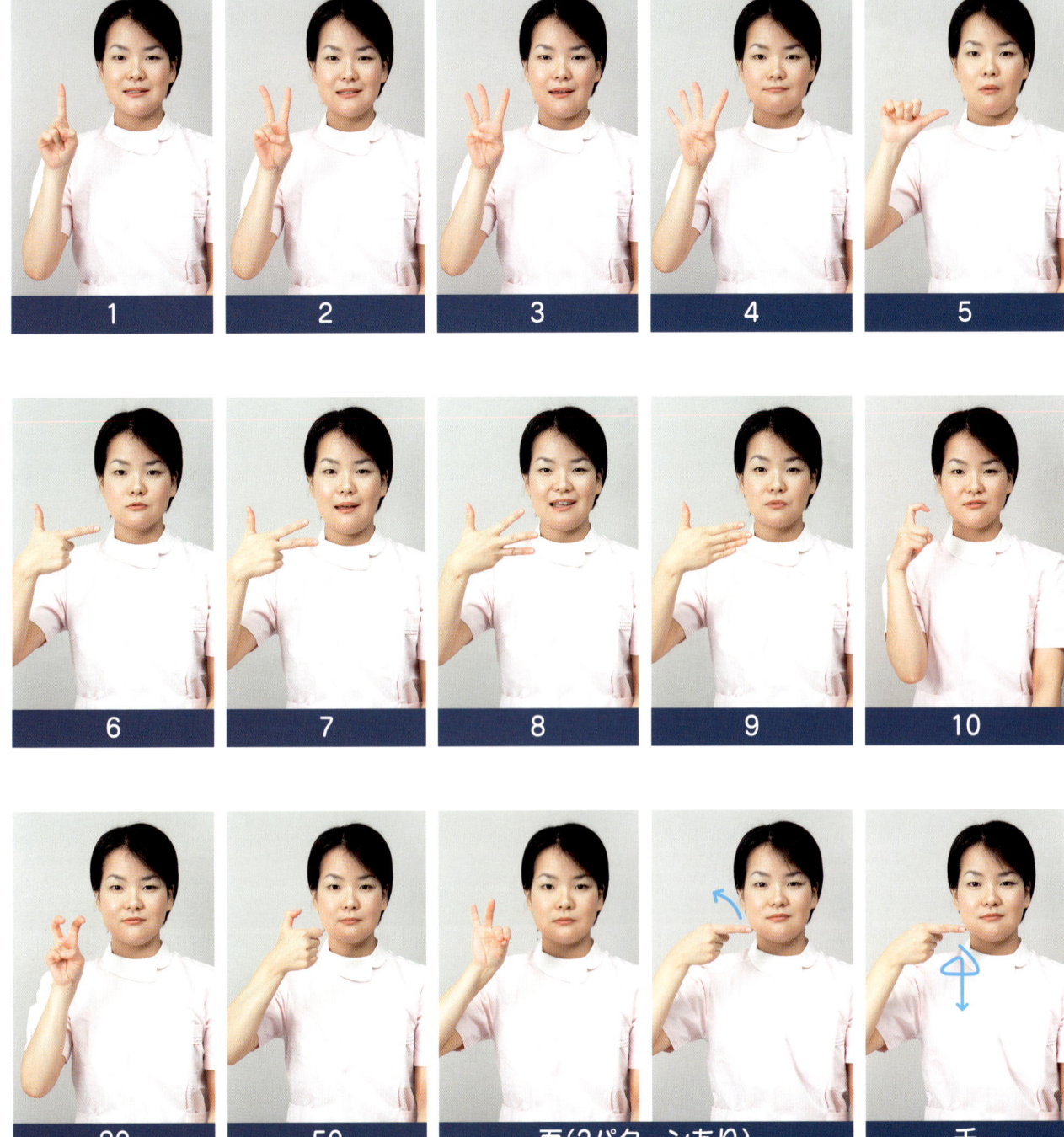

歯科衛生士として

　歯科医療の現場にいる私たちが日々感じるのは、受診者と歯科医師や歯科衛生士との信頼関係の大切さです。すべての方たちと信頼関係を築き、お口をとおして健康に寄与することが私たちの喜びであり、また生きがいです。

　耳に障害がある方も障害のない方と同じように安心して受診していただきたい、お口の健康について、楽しくコミュニケーションをはかりながらお話したい、そのためには何が必要なのか、と考えたのが本書を作るきっかけとなりました。

　歯科保健指導において障害をもつ受診者と信頼関係を築くためには、相手の使っているコミュニケーション方法に合わせて会話することが必要になると思います。受診者が聴覚障害者の場合には手話を使うことで会話がスムーズに進み、受診者と歯科医師や歯科衛生士の間に強い信頼関係が生まれると思います。その結果として受診者が安心してお口を開けることができ、そこにすばらしい人間関係が築けると思うのです。また健聴者の私たちが手話を使うことで多くのことを学ぶことができますし、そこから得ることも大きいと思います。手話は、聴覚障害をもつ受診者と"会話"をするための有効な手段なのです。

　私たちのほんの少しの心がけで、聴覚障害者がもっている通院の不安が消えるかもしれません。思いきって手を動かしてみてください。きっと笑顔で応えてくれるでしょう。

　本書が、聴覚障害をもつ受診者とのコミュニケーションに少しでもお役に立てばと願っています。

歯科衛生士　　岸野　美香
歯科衛生士　　加藤　悦子

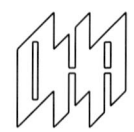

編集スタッフ

◆監修：藤田雄三

1970年 東京医科歯科大学歯学部卒業後、1971年 東京大学医学部助手、(株)神戸製鋼所人事労政部歯科部長を経て、現在(一社)日本労働安全衛生コンサルタント会副会長 藤田労働衛生コンサルタント事務所所長 その間(社)日本産業衛生学会理事を13年務め、現在監事。日本口腔衛生学会名誉会員

谷 千春

上智社会福祉専門学校を卒業後、東京都手話通訳派遣協会に就職。退職後スコットランドに留学後、フリーの通訳士に。元NHK手話講座講師、現在 NPO手話技能検定協会副理事長、日本社会事業大学非常勤講師

◆歯科手話指導：石崎隆弘(いしさき歯科院長、筑波大学附属聾学校非常勤講師、日本大学歯学部兼任講師、アポロ歯科衛生士学校非常勤講師、柏歯科医師会理事)

◆発案編集・モデル：岸野美香((公財)ライオン歯科衛生研究所・歯科衛生士)
　　　　　　　　　加藤悦子((公財)ライオン歯科衛生研究所・歯科衛生士)

◆レイアウト：(有)スタジオ・トムス　　◆イラスト：山口一郎

歯科医院で使う手話読本
やってみよう！ 手話で簡単コミュニケーション

2000年10月31日　第1版・第1刷発行
2020年 3月31日　第1版・第7刷発行

Ⓒ 編集　公益財団法人 ライオン歯科衛生研究所

発行　一般財団法人　口腔保健協会

〒170-0003　東京都豊島区駒込1-43-9
振替00130-6-9297　Tel 03-3947-8301(代)
Fax 03-3947-8073
http://www.kokuhoken.or.jp/

乱丁・落丁の際はお取り替えいたします．　　　印刷・教文堂／製本・愛千製本

2000. 1st. ed. Printed in Japan〔検印廃止〕
ISBN9784-89605-165-0 C3047

本書の内容を無断で複写・複製・転載すると，著作権・出版権の侵害となることがありますのでご注意下さい．

JCOPY <(一社)出版者著作権管理機構 委託出版物>
　本書の無断複写は，著作権法上での例外を除き禁じられています．複写される場合は，そのつど事前に，(一社)出版者著作権管理機構(電話 03-3513-6969，FAX 03-3513-6979，e-mail:info@jcopy.or.jp)の許諾を得て下さい．